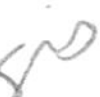

AF478286

Monographien aus dem Gesamtgebiete der Psychiatrie

25

Psychiatry Series

Herausgegeben von
H. Hippius, München · W. Janzarik, Heidelberg
C. Müller, Prilly-Lausanne

Gerhard Frank

Amnestische Episoden

Mit einem Geleitwort von Hans Jacob

Mit 9 Abbildungen und 5 Tabellen

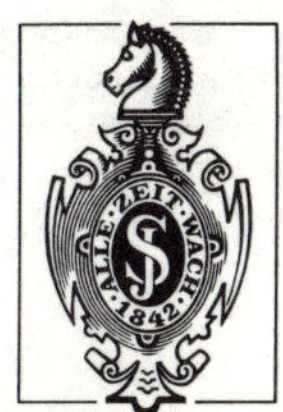

Springer-Verlag
Berlin Heidelberg New York 1981

Priv.-Doz. Dr. med. GERHARD FRANK
Chefarzt der August-Bier-Klinik,
Diekseepromenade 9–11
2427 Malente-Gremsmühlen

ISBN 3-540-10424-0 Springer-Verlag Berlin Heidelberg New York
ISBN 0-387-10424-0 Springer-Verlag New York Heidelberg Berlin

CIP-Kurztitelaufnahme der Deutschen Bibliothek
Frank, Gerhard:
Amnestische Episoden / Gerhard Frank. – Berlin, Heidelberg, New York: Springer, 1981.
(Monographien aus dem Gesamtgebiete der Psychiatrie; Bd. 25)
ISBN 3-540-10424-0 (Berlin, Heidelberg, New York)
ISBN 0-387-10424-0 (New York, Heidelberg, Berlin)

Offsetdruck und Bindearbeiten: Konrad Triltsch, Graphischer Betrieb, 8700 Würzburg
2125-3130/543210

Geleitwort

Unter den cerebralen Reaktionsformen des höheren Lebensalters haben die „amnestischen Episoden" wegen ihrer eigentümlichen psychopathologischen Struktur, der damit verbundenen besonderen Form von Erlebnisstörung, ihres vielfältigen ätiopathogenetischen Bedingungsgefüges und ihrer prospektiven Bedeutung gerade in den letzten Jahrzehnten ein offensichtlich zunehmendes Interesse gewonnen. Die von Gerhard Frank vorgelegten klinischen Untersuchungsergebnisse an 27 Patienten auf Grund direkter Beobachtung und laufender Austestung während des mehrere Stunden anhaltenden Versagens des mittelbaren Gedächtnisses verdeutlichen zugleich die hiermit verbundenen Veränderungen in Verhalten, Erleben und Gestimmtheit. Damit ist erstmals auch der Hintergrund dessen, was mit dem reduzierenden Begriff „amnestische Episode" nicht getroffen wird, abgeleuchtet.

Retrospektives und Prospektives bringen Einsichten in die jeweils besondere Einfügung solcher zugleich fascinierender wie erschütternder, glücklicherweise transitorischer, in jedem Falle „eigenartiger Risse zwischen Bewußtsein und Erleben in der Gegenwart", wie dies Gamper im Jahre 1928 in anderem Zusammenhange zu kennzeichnen versuchte. Neben neuen Einblicken in die psychopathologische Struktur ergeben sich nützliche Klärungen in ätiopathogenetischer Hinsicht, zumal solcher Erscheinungsbilder, die sich um den älteren Begriff „migraine amnésique" gruppierten. Dem ist eine eindrucksvolle Belegkasuistik gewidmet.

Ausführliche überprüfende Erwägungen zur ätiopathogenetischen Grundlage führen zu dem Schluß, daß sich die amnestischen Episoden" als polygenetische Terminalreaktionen angiocephaler Natur mit zentralem Störfaktor in infero-mediotemporalen Regionen einschließlich Mittelhirn und Hirnstamm darstellen.

Marburg, Oktober 1980   Hans Jacob

Inhaltsverzeichnis

1 Einleitung

1.1 Kurze historische Übersicht

Der von Dondey (1964) geprägte und von Mumenthaler u. von Roll (1969) in den deutschen Sprachraum eingeführte Begriff der „amnestischen Episode" beschreibt ein flüchtiges psychoorganisches Zustandsbild, das Fisher u. Adams als "transient global amnesia" bereits 1958 und 1964 monographisch bearbeitet hatten. Gleiche Beobachtungen waren von Bender (1956) als "isolated episodes of confusion with amnesia" und von Guyotat u. Courjon (1956) als "ictus amnésique" mitgeteilt worden.

Unter den verschiedensten synonymen Bezeichnungen wie "automatisme de longue durée" (Bonduelle et al. 1963), "éclipses amnésiques" (Couteaud 1964; Bonnet u. Bonnet 1965; Girardin 1967), "transient loss of memory" (Evans 1966), "mini-syndrome de Korsakow" (Godlewski 1968), "spontaneous amnesic episodes" (Barbizet 1970) oder "Ictus amnesticus" (Ganner 1974) sind in den vergangenen 20 Jahren zahlreiche weitere Beobachtungen dieser besonderen cerebralen Reaktionsform hinzugekommen. Nach den Literaturmitteilungen aus nahezu allen Erdteilen (u.a. Finkel 1968; Dimsdale 1969; Manelis u. Manelis 1973; Kubo u. Yoshida 1975; Tukel 1977; Ota et al. 1978; Ponsford u. Donnan 1980) sind inzwischen über 750 Einzelfälle bekannt geworden.

Bei Durchsicht und kritischer Analyse auch der älteren neuropsychiatrischen Literatur ergibt sich, daß vergleichbare oder mit diesem Syndrom identische Zustände bereits um die Jahrhundertwende und Anfang dieses Jahrhunderts im deutschen, französischen und anglo-amerikanischen Schrifttum bekannt waren. Als „psychopathologisch bemerkenswerte Zustände" (Gibson 1915/16) erscheinen sie unter den „ätiologisch unklaren" oder „undiagnostizierten" Fällen transitorischer Amnesien (de Morsier 1931; Leavitt 1935), als idiopathische Dämmerzustände (Mörchen 1901; Marx 1933; Meyer 1948), hysterische Amnesien (Kanzer 1940; Lennox 1943) und ruhige Delirien (Gowers 1908).

2

1.2 Ziel und Methodik der Untersuchung

Amnestische Episoden sind heute bereits fester Bestandteil in der Differentialdiagnostik flüchtiger psychoorganischer Syndrome. Dennoch sind eine Reihe klinischer, ätiologischer und pathogenetischer Fragen von unveränderter Aktualität. Die Vielzahl der unterschiedlichen Begriffe kennzeichnet die Problematik. Anlaß für die vorliegende Untersuchung waren vor allem fortbestehende Zweifel und Unsicherheiten bezüglich der nosologischen Zuordnung und Genese amnestischer Episoden. Zudem interessierte die prospektive Bedeutung dieser Zustände.

Die Beschäftigung mit dem Themenkreis zeigte sehr bald, daß im Bedingungsgefüge amnestischer Episoden psychische und somatische, endogene und exogene Faktoren eng verflochten sind. Einer rein apparativen Diagnostik können sich deshalb wesentliche Zusammenhänge verbergen. Ebensowenig sind — bei der flüchtigen Natur der Zustände — Einsichten aus pathologisch-anatomischen Untersuchungsergebnissen zu erwarten.

Ausgangspunkt konnte daher nur eine einfache klinische Betrachtungsweise sein. Hier boten sich — neben einer möglichst eingehenden Anamneseerhebung — Verlaufsbeobachtungen des aktuellen psychopathologischen Geschehens mit strukturanalytischen und modalitätsspezifischen Untersuchungen in Einzelfällen an. Neben einer allgemeinklinischen, neurologischen, elektroencephalographischen und neuroradiologischen Diagnostik wurde ergänzend nach epidemiologischen Zusammenhängen gesucht. Eine detaillierte Kasuistik ließ sich deshalb nicht vermeiden.

Aus einem Zeitraum von 14 Jahren, von 1965—1979, wurde eine Gruppe von 27 Patienten mit amnestischen Episoden zusammengestellt, davon allein 21 aus den letzten 4 Jahren. Unmittelbar im Verlaufe der Episode konnten 14 dieser Patienten, 2 davon ausgiebiger, beobachtet werden. In den übrigen 13 Fällen sind die Ereignisschilderungen anekdotisch. Die Patienten wurden jedoch in unterschiedlichen Abständen (Tage bis Jahre nach dem Abklingen der Episode) nachuntersucht. Sämtliche Fälle wurden darüber hinaus — zwei bis zu zehn Jahre lang — katamnestisch weiter beobachtet.

Im Hinblick insbesondere auf die ätiologische und pathogenetische Problematik amnestischer Episoden erfolgte zudem eine Auswertung von insgesamt 169 zum Teil pathologisch-anatomisch objektivierter Fallschilderungen mit strukturellen cerebralen Gefäßveränderungen oder Gefäßmißbildungen im hinteren Anteil des Circulus arteriosus cerebri (Willisi). Die gewonnenen Ergebnisse wurden mit den einschlägigen Literaturmitteilungen, davon etwa 400 Einzelbeschreibungen, verglichen und zusammengestellt.

2 Klinisches Bild

2.1 Psychopathologie

Das Leit- und zumeist auch einzige Symptom amnestischer Episoden sind mnestische Störungen. Mit dem Begriff des „paroxysmalen amnestischen Syndroms" (Flügel 1975) ist das Erscheinungsbild treffend gekennzeichnet. Der von Gamper (1928) bezüglich des amnestischen Syndroms beschriebene „eigenartige Riß zwischen Bewußtsein und Erleben in der Gegenwart" gilt hier entsprechend.

Das amnestische Syndrom ist eine häufige Begleiterscheinung psychoorganischer Störungen, irreversibel insbesondere bei der amnestischen Demenz und beim chronisch-progredienten Korsakow-Syndrom, reversibel zumeist als Bestandteil der akuten exogenen Reaktionstypen und Durchgangssyndrome. Bei den amnestischen Episoden stellt es das Achsensymptom dar, und nur insofern liegt ein Vergleich mit dem Korsakow-Syndrom ("minisyndrome de Korsakow", Godlewski 1968) nahe. Fehlorientierungen, kognitive Störungen und die für die Psychopathologie des Korsakow-Syndroms charakteristischen Verkennungen der aktuellen Situation und Konfabulationen (Scheller 1963) gehören nicht hierher (Rossini 1958; Ponsford u. Donnan 1980).

Eine recht typische Situationsbeschreibung gibt der folgende Auszug eines Tonbandprotokolls:

Fall 1

13.00 Uhr: „Es ist alles weg, kommt alles wieder, habe mich furchtbar aufgeregt . . . Ich weiß nichts."
(Wann gekommen?) „Ich meine, wir waren noch im Café . . . , die Tochter hat noch eine Zwiebelsuppe gegessen, der Mann einen Tee und ich einen Bohnenkaffee, hätt' ich doch keinen Bohnenkaffee getrunken."
(Wo?) „In einem Hotel in Marburg, es muß etwa 11.00 Uhr gewesen sein.
13.30 Uhr: Erinnert sich auf Befragen an die vor zehn Minuten durchgeführte hirnelektrische Untersuchung, weiß jedoch nicht, wie sie in das Zimmer des Referenten gekommen ist.
13.45 Uhr: Wiederholt mehrfach: „Habe nämlich hohen Blutdruck, ist das die Möglichkeit."
(Was gestern gemacht?) „Muß mal langsam überlegen — Mittwoch gehe ich immer auf den Markt — na so was, daß ich jetzt plötzlich daneben bin."
(Wo dieses Jahr in Urlaub?) „Ich werd' verrückt. Moment, Moment. Ist das die Möglichkeit. Ach, wo ist denn mein Mann . . . Wo waren wir denn im Urlaub. Nee, also ich,

um Gottes Willen, also ich, was ist denn das mit mir . . . ''
(Wo im vergangenen Jahr Urlaub?) „Es ist nicht zu glauben, ich hätt' den Kaffee nicht trinken sollen. Ich hab' hohen Blutdruck.''
(Das schon einmal gesagt?) „Ja, das hab' ich Ihnen vorhin doch schon mal gesagt.''
(Wonach gefragt?) „Ja, Sie haben mich was gefragt, was, weiß ich nimmer. Ei, jetzt werd' ich verrückt . . .''
(Hochzeitsreise?) „Ach, das sind schon . . . 1942 haben wir geheiratet. Da war Krieg. Mein Mann hatte Urlaub.''
(Schulanfang ihrer Tochter?) „Ja, da kann ich mich erinnern. Ja, da ist ein Mann, der hat uns photographiert vor unserer Haustüre mit der Zuckertüte . . . Ich hab' so'n Druck im Kopf . . . Ich hätt' den Bohnenkaffee nicht trinken sollen . . .''
(Der Ehemann: „Im Kurhotel'')
„Im Kurhotel, das stimmt. Ich wußte gar nicht mehr genau, ja, wir waren in dem Café, ich hab' Kaffee getrunken, die Traudel hat 'ne Zwiebelsuppe gegessen und Du hast Tee getrunken.''
(Tochter?) „Was hatte sie denn irgendwie damals schon? Moment . . . Sie war krank und was hatte sie denn . . . was war denn da. Mein Gott, o Gott im Himmel, daß ich so daneben bin . . . Das ist ganz plötzlich gekommen.''
(Der Ehemann: „Einen Wirbelbruch hatte sie.'')
„Einen Wirbelbruch hatte sie, deswegen lag sie im Krankenhaus. Jetzt kommt es. Deswegen, sie mußte in so 'ner Schale liegen . . . Sie war . . . wie kam sie zu dem Wirbelbruch . . . jetzt hab' ich's. Plötzlich, wir kommen gerade dazu, da fällt sie vom Pferd und hat' nen Wirbel angebrochen.''
(Urlaubsaufenthalt dieses Jahres?) „Moment mal, wo waren wir denn. Jetzt haben wir Herbst, im Oktober, wir haben Oktober, nicht?''
(Welches Jahr?) „Moment mal, mein Gott, jetzt werd' ich verrückt. 76. Oktober 76 haben wir jetzt.'' (falsch)
(Welcher Tag?) „Donnerstag.'' (richtig)
(Wo?) „Marburg.'' (richtig)
(Welche Klinik?) „Na, wie sagt man denn. Moment mal. Universitätsklinik.''
(Spezialklinik?) „Spezialklinik in Marburg. Also ich könnte mich ärgern. Habe ich noch nie gehabt . . . Die Sprechstundenhilfe hat meinen Mann reingerufen, und dann kam mein Mann raus, dann ist es weg . . . Seit der Zeit ist es weg.''
(Geschichte erzählt?) „Ja, ich weiß, aber ich weiß nicht mehr, was es war.''
(Welche Gestalten oder Figuren?) „Gott, jetzt werd' ich noch verrückt. . .''
14.45 Uhr/15.00 Uhr: (In welchem Hotel?) „Ach Gott, das weiß ich jetzt auch nicht mehr . . . Das Hotel? Welches Hotel?''
(Wo heute gefrühstückt?) „Wir haben doch gar nicht gefrühstückt . . .''
(Bohnenkaffee getrunken?) „Nee, ach du mein Gott, jetzt werd' ich doch verrückt.''
(Tochter Zwiebelsuppe gegessen?) „Nee.''
(Mann Tee getrunken?) „Nee, das stimmt net. Das stimmt net. Ist das wahr? . . . Nein, das kann nicht stimmen. Ach du mein Gott, jetzt hat mein armer Mann . . . glauben Sie, der tut mir leid . . . Jetzt hat er noch 'ne Verrückte.''
(Körperlich wohl?) „Ja, ich hab' bloß 'ne Gedächtnislücke.''
15.00 Uhr: In der folgenden halben bis ganzen Stunde verstärkt sich die Störung. An die eben erfolgte Einnahme von Novalgintropfen wegen eines leichten frontalen Kopfdruckes kann sich die Patientin bereits nach Ablegen des Medizinglases nicht mehr erinnern. Die Patientin verfügt schließlich nur noch über ein unmittelbares „Sekunden''- und personales Altgedächtnis. Gleichzeitig intensivieren sich stereotyp wiederholte Fragen: „Was macht der Hund? Wer versorgt den Vogel? Hast Du der Berta Bescheid gesagt? Die hat doch keinen Schlüssel, wo ist Traudel?''. Eine beharrliche, beruhigende Beantwortung vermag den regelmäßigen Rhythmus der Fragen nicht zu unterbrechen. Die schwere Störung des mittelbaren Gedächtnisses mit einer über Jahre zurückreichenden inkompletten retrograden Amnesie hält an.
20.00 Uhr: Die retrograde Amnesie schränkt sich zunehmend ein. Die Patientin erinnert sich wieder des Hotelbesuchs. Die ständig wiederholten Fragen bleiben aus. Sie

wird ruhiger. Eine nochmalige Prüfung (Gedächtnisleistungsquotient 3/7) zeigt die Merkleistung für Zahlen wesentlich gebessert.

Am Folgetag gegen 8.00 Uhr morgens erscheint die Patientin sowohl psychisch wie insbesondere seitens ihrer Merkleistung völlig unauffällig. Eine Nachuntersuchung vier Tage später zeigt eine ausgestanzte, nur von wenigen Erinnerungsinseln erfüllte amnestische Lücke von etwa 12.30–20.00 Uhr mit Hinweisen auf eine leichte insuläre retrograde Amnesie für den Zeitraum von 24 h vor dem Eintreten der akuten amnestischen Episode. Dieses Protokoll ist Bestandteil von Fall 1 mit folgenden ergänzenden Daten:

B., Ilse, geb. 28. März 1908, Hausfrau und Ehefrau eines höheren Magistratsbeamten. Familienanamnese: Mutter und Schwester leiden unter klassischer Migräne bei Hypertonus.

Eigenanamnese: Seit sieben Jahren Hypertonus, keine Kopfschmerzanamnese. Primärpersönlich temperamentvoll, „hektisch".

Spezielle Anamnese: Am 9. Oktober 1975, einem Donnerstag, bringt die Patientin, nach mehreren unruhigen Tagen und durchwachten Nächten, zusammen mit ihrem Ehemann die Stieftochter wegen einer manischen Psychose zur Aufnahme in die Klinik. Im Wartezimmer tritt gegen 12.30 Uhr, nach einer stärkeren emotionalen Erregung, eine akute amnestische Episode mit einer retrograden Amnesie über mehr als fünf Jahre auf.

Psychopathologischer Befund gegen 13.00 Uhr: Es besteht – bei unauffälligem unmittelbaren Gedächtnis – eine Störung des mittelbaren Gedächtnisses mit einem Gedächtnisleistungsquotienten (Weinschenk 1955) von 0/7. Die im Benton-Test ermittelte visuelle Merkleistung zeigt sich mit einer Retentionsspanne bis zu 3 min weniger beeinträchtigt. Die mittels des Incomplete-pictures-Test (Gollin 1960) geprüfte Gestaltwahrnehmung und Umstellfähigkeit sind unbehindert. Eine zweigliedrige Geschichte (Biene-Taube-Fabel) ist nach Ablenkung innerhalb von 5 min „vergessen". Der eigene Geburtstag wie der der Tochter und des Ehemannes werden richtig und prompt angegeben. Ebenso kann die seit mehreren Jahren unveränderte fünfstellige Telefonnummer der Schwester vorwärts und auch rückwärts genannt werden. Die Patientin ist bewußtseinsklar, zur Person orientiert, zeitlich und örtlich dagegen partiell desorientiert. Sie erscheint psychomotorisch unruhig, ratlos und betroffen über die von ihr registrierte Behinderung. Das Verhalten ist im übrigen geordnet. Sie schließt sich hilfesuchend dem Ehemann an. Konfabulationen, Suggestibilität, Wahrnehmungsstörungen oder Sinnestäuschungen finden sich nicht. Erklären von Sprichworten und Unterschieden erfolgt zutreffend. Praktische Handlungen, Lesen, Rechnen, Benennen von Gegenständen, Erkennen und Wiedergabe von Liedern oder Symbolhandlungen sind unbehindert. Beim Rechts-links-Bezeichnen fällt ein gewisses Zögern auf, auffällig ist zudem eine leichte Ablenkbarkeit.

Neurologischer Befund, EEG und EKG während des anmestischen Zustandes o.B. RR 170/110 mm Hg.

EEG-Kontrolle am Folgetag einschließlich Photostimulation ohne Normabweichungen. Im Schlaf-EEG eine Woche später frontal und temporal wechselnd seitenbetonte sharp waves, sonst keine neuen Gesichtspunkte.

Röntgen: Schädel o.B. Umschriebene Osteochondrose der mittleren HWS. Laborchemische Befunde einschließlich Blutzucker und Elektrolyte bis auf leicht erhöhte Gesamtlipide unauffällig.

Zusammenfassung: 67jährige Hausfrau, Hypertonus, keine Kopfschmerzanamnese bei jedoch ausgeprägter familiärer Migränebelastung. Im übermüdeten und emotional stark erregten Zustande akute amnestische Episode über einen Zeitraum von etwa 10 h. Sekundär einsetzende diffuse Kopfschmerzen. EEG und EKG sowie neurologischer und allgemeiner körperlicher Befund bis auf einen erhöhten Blutdruck während des Zustandes unauffällig. Völlige Erholung im Schlaf, kein Rezidiv.

6

Fall 2

Sch., Theresa, geb. 4. Juni 1916, Hausfrau.
Familienanamnese: Großmutter mütterlicherseits und älteste Schwester migräneleidend.
Eigenanamnese: Seit ihrer Jugend, besonders perimenstruell, jedoch auch bei Wetterwechsel und anstrengender Näharbeit, anfallsweise teils wechselseitige Hemikranien,
teils diffuse Kopfschmerzen mit gelegentlicher Übelkeit und einleitendem Augenflim-
mern. Im übrigen Reiseschwindel und – bei Hypotonus – orthostatische Beschwerden.
1968 Menopause. 1961 und 1971 jeweils depressive Verstimmungen. Primärpersönlich
aktiv und unternehmend, vielseitig interessiert.
Spezielle Anamnese: Am 22. November 1975, einem Sonnabend, gegen 10.00 Uhr
morgens, nach dem Frühstück und beim Wäschewaschen, Klagen über Übelkeit und
Schwindel. Auf dem Sofa liegend Kribbelgefühl beider Hände und Unterarme mit allge-
meinem Frösteln. Sie verlangt stereotyp Auskunft über den Anlaß des Arztbesuches,
wieso sie hier liege, wer die Wärmflasche gebracht habe. Gegen 14.00 Uhr zunehmend
starke Kopfschmerzen, später auch Übelkeit und Brechreiz. Die Angehörigen werden
sämtlich erkannt, allerdings immer wieder neu begrüßt, so daß sie durch extremes
„Vergessen" und – trotz Beantwortung – wiederholtes Fragen auffällig wird. Nach
10 mg Valium i.v. wegen zunehmender Kopfschmerzen Überweisung in die Medizinische Klinik. Hier unter Valium schwer besinnlich und stark verlangsamt. Gegen
21.30 Uhr Übernahme in die Nervenklinik. Bei der Aufnahme starke, nicht seitenbetonte ziehende Kopfschmerzen beidseits frontal, die sich in den folgenden Stunden in
die rechte Scheitelgegend verlagern. Zudem Klagen über „Fäden und Punkte" im
rechten, später im gesamten Gesichtsfeld, außerdem Schwindelgefühl und kolikartige
Bauchschmerzen.
Neurologischer Befund im amnestischen Zustand einschließlich Augenhintergrund-
untersuchung und Gesichtsfeldprüfung unauffällig. Im EEG mit seinem Maximum zwischen fronto-temporo-basal und temporo-occipito-basal pendelnder rechtsseitiger Herdbefund in Form einer geringen focalen Verlangsamung der Grundaktivität und fast
kontinuierlicher schwerer Verlangsamung durch unterlegte Delta- und auch Subdelta-
Aktivität. EKG im amnestischen Zustand bis auf geringe Erregungsrückbildungsstörun-
gen o.B.
Psychopathologischer Befund: Die Patientin ist bewußtseinsklar, zur Person und bezüglich der Angehörigen orientiert, zeitlich und örtlich desorientiert, im Antrieb verlangsamt und bei indifferenter Stimmungslage leicht umstellerschwert. Sie spricht relativ
viel, vor allem über sich selbst und ihre nächsten Angehörigen. Es besteht eine komplette Amnesie für den gesamten Tagesablauf, darüber hinaus jedoch eine über mehrere
Jahre zurückreichende retrograde Amnesie. Einzelheiten wie Urlaub oder wesentliche
Ereignisse allgemeiner Art aus den Vorjahren sind ihr nicht erinnerlich. Die Schulzeit
einschließlich der Lehre wird ebenso wie ihre Hochzeit und die Kriegsgefangenschaft
des Ehemannes erinnert. Das unmittelbare Gedächtnis (Gedächtnisleistungsquotient
0/6) ist intakt. Die Biene-Taube-Fabel wird nach Ablauf von 5 min nur in der ersten
Hälfte unvollständig erinnert. Die bestehende schwere Gedächtnisstörung wird gleich-
gültig, unbekümmert hingenommen: „Ich weiß überhaupt nichts." Sie stellt mehrfach
gleiche Fragen. Hinweise auf Sinnestäuschungen oder Zeichen neuropsychologischer
Störungen finden sich nicht.
Modalitätsspezifische Untersuchung der Merkleistung (Shuttleworth u. Wise 1973):
Gegen 22.15 Uhr des Aufnahmetages, 10 h nach Beginn der amnestischen Episode,
wird die Merkleistung olfactorischer, visueller, akustischer, stereoskop-taktiler und pro-
prioceptiver Wahrnehmungen geprüft, wobei auf verbale Hilfen – soweit nicht zum
unmittelbaren Verständnis der Aufgabe erforderlich – verzichtet wird.
Geruchsreize: Es wird ein Fläschchen mit Teer gereicht, dessen Geruch durch Verzie-
hen des Gesichtes und eine entsprechende Äußerung als unangenehm innerhalb weniger Sekunden registriert wird. Nach Ablenkung werden 6–7 min später drei äußerlich
gleiche Fläschchen mit Teer, Asa foetida und Lavendel gereicht mit dem Auftrag, den
wenige Minuten zuvor wahrgenommenen Geruch zu identifizieren. Die Patientin zeigt

sich hierüber erstaunt, da sie bislang überhaupt nichts gerochen habe. Der Teergeruch wird nicht wiedererkannt.

Visuelle Reize: Es wird ein farbige Ansichtskarte gezeigt, die die Patientin innerhalb von Sekunden durch entsprechende Kommentare und Verständnis registriert. Nach Ablenkung etwa 10 min später kann sie sich an eine Postkarte erinnern und zeigt sich nach einigem Zögern in der Lage, unter 3 gleichgroßen, ebenfalls farbigen Postkarten die richtige auszuwählen. Sie beschreibt dabei völlig zutreffend die dargestellte herbstliche Abendstimmung.

Akustische Reize: Das Geräusch eines zerknitterten Papiers wird innerhalb weniger Sekunden durch Nicken des Kopfes als registriert bekannt gegeben. Nach Ablenkung etwa 10 min später wird es unter anderen Geräuschen — Pfeifen, Laufen des Wasserhahnes — sofort und richtig wiedererkannt.

Stereoskop-taktile Reize: Der Patientin wird bei geschlossenen Augen eine kleine Metallschraube in die rechte Hand gegeben. Sie erkennt die Schraube innerhalb weniger Sekunden tastend als solche mit den Worten: „Die kenne ich, mein Mann ist Schlosser." Nach Ablenkung wird ihr 10 min später nach einer Büroklammer die gleiche Schraube und danach der Verschluß einer Tube gereicht. Sie gibt an, nie etwas in der Hand gehabt zu haben und zeigt sich auch bei Hilfe nicht in der Lage, die zuvor richtig erkannte Schraube wiederzuerkennen.

Proprioceptive Reize: Der linke Zeigefinger wird passiv gebeugt, diese Manipulation wird von der Patientin registriert und verstanden. Nach Ablenkung kann sie 10 min später nach entsprechender Instruktion unter anderen verschiedenen passiven Manipulationen ihrer Hände bzw. Finger die Beugung des linken Zeigefingers nicht wiedererkennen und bezeichnen.

22.50 Uhr: Das beschriebene psychopathologische Bild mit Störung des mittelbaren Gedächtnisses besteht vor dem Einschlafen unverändert.

Am folgenden Morgen erkennt die Patientin den Referenten, kann allerdings die näheren Umstände des Kennenlernens nicht beschreiben. Sie zeigt sich über ihr Befinden in der Klinik erstaunt, macht sich Gedanken über das Vorgefallene und ist um Aufklärung bemüht. Sie zeigt sich bekümmert, weint kurzfristig und grübelt über eine den Vortag umfassende Amnesie.

Erneute Gedächtnisprüfung: Die am Vortage bestehende, über zwei Jahre zurückreichende retrograde Amnesie hat sich auf zwei Tage unmittelbar vor Einsetzen der akuten amnestischen Episode eingeschränkt. Das Kurzzeitgedächtnis zeigt sich wieder voll funktionsfähig. Im Gegensatz zum Vortage vermag sie darüber hinaus ohne Wiederholung der zweigliedrigen Geschichte (Biene-Taube-Fabel) auf Verlangen deren Inhalt völlig zutreffend zu reproduzieren.

Die Frage, ob sie am Vortage etwas zum Tasten in die Hände bekommen habe, wird negiert. Der erneute gleiche taktile Reiz der Schraube läßt allerdings diese Schraube und die Umstände ihrer Applikation sofort wiedererkennen. Darüber hinaus werden Ereignisse wie die am Vortage durchgeführte und 45 min später „vergessene" EEG-Untersuchung und Ereignisse des Nachmittags insulär erinnert. Wie am Vortage, allerdings sehr viel seltener, stellt sie mehrfach die gleichen Fragen. Bei Verweigerung der Antwort und der Aufforderung, sich selbst zu erinnern, fällt ihr nach angestrengter Erinnerungsarbeit im Gegensatz zum Vortage die Antwort selbst ein. Gegen Mittag verlieren sich unter weiterer Einschränkung der retrograden Amnesie auch diese stereotypen Fragen, die sie auf entsprechende Anfrage selbst registriert. Weiterhin Klagen über geringe, nicht seitenbetonte Stirnkopfschmerzen sowie Schwindel beim Stehen. RR 110/80 mmHg.

EEG-Kontrolle drei Tage später: geringer ausgeprägter rechtsseitiger temporo-basaler Herdbefund. Unter wechselseitiger Carotis-Kompression keine weiteren pathologischen EEG-Zeichen. Im EKG Verdacht auf inkompletten Rechtsschenkelblock. Cubitalis-Angiogramm beidseits o.B. Besonders bemerkenswert ist eine während der amnestischen Episode bestehende relative Leucocytose und Lymphopenie (am 22. November 1975: Segmentkernige 89, Lymphocyten 7), die sich unmittelbar mit dem Abklingen

8

der Episode normalisiert (am 24. November 1975: Segmentkernige 56, Lymphocyten 38). Liquor, laborchemische Befunde, insbesondere Blutzucker und Elektrolyte o.B. Bei einer Kontrolle vier Wochen später Erinnerungslücke für 16 h plus Schlafzeit. Keine retrograde Amnesie. Zwischenzeitlich kein Rezidiv, jedoch mehrfache Kopfschmerzattacken wie beschrieben. Im psychischen Querschnitt leicht depressiv, im übrigen jedoch, einschließlich des neurologischen Befundes, unauffällig. EEG-Kontrolle: Normalbefund.

Zusammenfassung: 59jährige Hausfrau, von Jugend an klassische Migräne bei familiärer Migränebelastung und Hypotonie. Morgens unter Übelkeit und Schwindel und später hinzukommenden, vorwiegend rechtsseitigen Kopfschmerzen und abdominellen Koliken spontane amnestische Episode über einen Zeitraum von 24 h. Neurologisch während des Zustandes o.B. Ein im amnestischen Zustand nachweisbarer rechtsseitiger temporo-basaler Herdhinweis im EEG klingt innerhalb von vier Wochen völlig ab. Beidseitiges Cubitalisangiogramm ohne pathologischen Befund. Kein Rezidiv.

Die Untersuchungsergebnisse beider Fälle weisen — stellvertretend für alle anderen — auf eine passagere schwere Störung der Merkleistung für sämtliche — verbal und nichtverbal akustisch, optisch, taktil und osmisch angebotenen — Informationen hin. Gleichzeitig immer nachweisbar sind Störungen des Langzeitgedächtnisses, und zwar der „in der zeitlichen Kontinuität eingebetteten Erlebnisse" (Zeh 1961). Klinisch erscheint dies als Mangel assoziativer Fähigkeiten (Fau et al. 1970). Eine absolute Grenze der weitgestreuten Erinnerungsstörung („Erinnerungslöcher", Russell 1959; Scherzer 1974) läßt sich gegenüber dem intakten personellen Gedächtnis, dem Gedächtnis „ohne Zeitstellen" (Horst 1932) nicht ziehen.

Charakteristisch ist somit auch hier die für das amnestische Syndrom typische Funktionsstörung des mittelbaren Gedächtnisses, das heißt der „Merkleistung" (Lernfähigkeit, Kurzzeitgedächtnis, recent memory) und des Langzeitgedächtnisses (Erinnerungsfähigkeit, Altgedächtnis, remote memory). Eine reine Merkleistungsstörung (Conrad 1953) wird bei amnestischen Episoden nicht gesehen. Das unmittelbare (Sofort- oder Immediat-) Gedächtnis bleibt im Gegensatz zu gewissen Erscheinungsformen psychogener Amnesien immer intakt.

Das Ausmaß der Störung ist im Verlauf der Episode jedoch weder konstant noch durchgehend „global". Dies wird besonders im erstbeschriebenen Falle deutlich. Zu Beginn einer akut aufgetretenen zehnstündigen amnestischen Episode ist die Merkleistung für Zahlen völlig, die für optische und szenenhafte Wahrnehmungen vergleichsweise geringer gestört. Ereignisse unmittelbar vor Beginn der Episode sind zunächst noch reproduzierbar. Drei Stunden nach dem akuten Beginn kommt es — in der Dynamik ähnlich den Kleistschen episodischen Dämmerzuständen (1926) und den Beobachtungen von Lynch u. Yarnell (1973) nach leichten Hirntraumen — zu einer Intensivierung der Ausfälle. Die der Episode unmittelbar vorausgegangenen Ereignisse verfallen sekundär der retrograden Amnesie ("delayed forgetting"). Die zunächst noch inkomplette Behinderung der Merkleistung verstärkt sich in Richtung eines „Sekundengedächtnisses" bei gleichzeitiger Zunahme von Fragestereotypien.

Wie die Beobachtungen im Fall 2 zeigen, bietet sich in der Rückbildungsphase eine dem Beginn der Episode entsprechende dissoziierte Beeinträchtigung der Merkleistung insofern, als sie für optische und akustische Reize bereits wiedergewonnen, für Zahlen, olfactorische, stereoskop-taktile und proprioceptiv-kinästhetische Wahrnehmungen noch gestört ist. Nahezu identische Befunde wurden von Shuttleworth u. Wise (1973) erhoben. Für die erste Stunde nach Beginn einer insgesamt fünfstündigen amnestischen Episode wiesen sie eine komplette Merkleistungsstörung hinsichtlich sämtlicher sensorischer Qualitäten nach. Eine Wiederholung 2 h später zeigte eine im Gegensatz zum Vorbefund um 2−3 min längere Retentionsspanne für olfactorische und proprioceptiv-kinästhetische Reize.

Diese Befunde weisen darauf hin, daß in der Abklingphase der amnesischen Episode die „Merkleistungen" für Wahrnehmungen nicht nur dissoziiert gestört sind, sondern die Zeitspanne der Reproduzierbarkeit von Wahrnehmungen (kontinuierlich?) zunimmt. Dies könnte die zumindest in der Remissionsphase nicht immer vollständige, inselförmige Amnesie (Fau et al. 1970; Barbizet 1970) erklären. Minimale Grade von Lernfähigkeit, insbesondere perceptueller und motorischer Leistungen, fanden sich auch bei reversiblen und irreversiblen amnestischen Syndromen anderer Färbung (Whitty et al. 1966; Brooks u. Baddelly 1976).

Die Rückbildung der beschriebenen Ausfälle erfolgt in einem Teil der Fälle abrupt (Godlewski 1968; Flügel 1975), in den meisten Fällen jedoch graduell. Ausnahmslos verbleibt nach Abklingen der Episode eine sich auch nachträglich nicht füllende amnestische Lücke für die Dauer der Episode und eine gegebenenfalls kurze retrograde Amnesie von weniger als 1 h Dauer (Abb. 1). Im übrigen wird ein gewisser Zeitraffereffekt der Episode insofern deutlich, als in einigen beobachteten Fällen die stundenlange Episode subjektiv als „kurzes Nickerchen" oder als nur „wenige Minuten" dauernd erlebt wurde.

Die Spontansprache wird ähnlich dem amnestisch-konfabulatorischen Symptomenkomplex und anderen amnestischen Syndromen auch hier von stereotyp wiederholten Fragen beherrscht (Dondey 1964; Couteaud 1964; Godlewski u. Masquin 1969; Patten 1971). Im Fall 1 signalisieren sie den Höhepunkt des mnestischen Ausfalls. Der mit der Störung der Merkleistung merkwürdig kontrastierende „formelhafte Charakter" (Zeh 1961) dieses Phänomens gibt dem Gespräch in diesem Stadium etwas Starres und Unlebendiges, da nicht nur die Antworten, sondern auch die Fragen „vergessen" werden. Diese „einmal gesetzte Grundgestalt" (Zeh

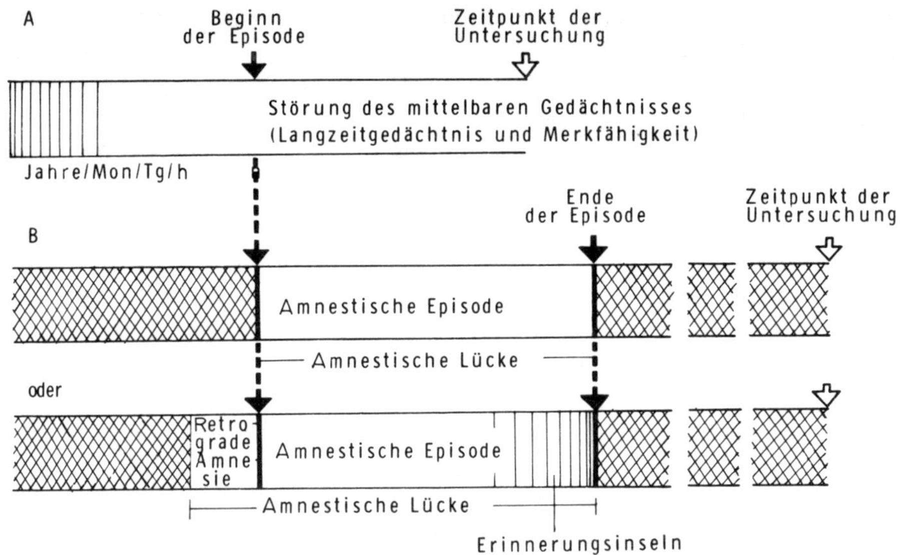

Abb. 1. Darstellung der Art und des Ausmaßes mnestischer Störungen *A* im Verlauf und *B* nach Abklingen einer amnestischen Episode

1961) wird analog zum amnestischen Syndrom im Verlauf der Episode kaum angewandelt, da sich das affektiv am stärksten Besetzte und auf diese Weise Haftende offenbar als Schablone anbietet. In der Rückbildung der Episode scheint dieses Symptom die Merkleistungsstörung geringfügig zu überdauern. Die Fragestereotypien sind wahrscheinlich als vergeblicher Versuch einer Ordnungsfindung im gestörten Zeit- und Erlebnisgefüge anzusehen (Fisher u. Adams 1964; Mumemthaler u. v.Roll 1969).

Die Orientierung in der Zeit als Funktion des mittelbaren Gedächtnisses (Angelergues 1969) ist während der Episode immer gestört, die Orientierung im Raum hingegen nur in fremder Umgebung (Gilbert u. Benson 1972; Ganner 1974; Gordon u. Marin 1979). Persönliche Orientierung und „Identität" bleiben — im Gegensatz zu den von Logre u. Deshaies (1940) beschriebenen "ictus psychiques" — unbeeinträchtigt. Nur in Ausnahmefällen werden Angehörige nicht erkannt (Schott 1969; Müller 1975).

Antrieb und Affektivität erscheinen in unterschiedlicher Weise verändert. In der Mehrzahl der Fälle zeigt sich eine ängstlich getönte psychomotorische Unruhe (Cuningham 1968; Stevens u. Ammerman 1974; Ponsford u. Donnan 1980), die sich rasch auch den Angehörigen mitteilt. Weniger häufig wird ein indifferentes, affektlos-apathisches Verhalten beobachtet (Godlewski 1968; Greene u. Bennett 1974). Erst in der Rückbildungsphase der Episode sich einstellende Betroffenheit und Unruhe kann auf eine zuvor leicht eingeschränkte Einsicht in die Behinderung hinweisen. Nicht ungewöhnlich ist ein völlig angepaßtes, „normales" Verhalten (Guyotat u. Courjon 1956; Shuttleworth u. Morris 1966). Situationsinadäquate, euphorische Zustandsbilder sind Ausnahmen (Bolwig 1968; Pazzaglia u. Rebucci 1969). Einige der selbst untersuchten Fälle boten eine erhöhte Reizgebundenheit mit rascher Ablenkbarkeit.

Bis auf wenige Ausnahmen (Fisher u. Adams 1964; Passeri et al. 1968) besteht Einsicht in die Behinderung. Die beim Korsakow-Syndrom geläufige und bei transient-amnestischen Zuständen mit corticaler Blindheit, z.B. nach Angiographien, vereinzelt beschriebene Anosognosie (Redlich u. Dorsey 1945; Tribolet et al. 1975) wird hier nicht gesehen, ebensowenig Trugwahrnehmungen oder Erinnerungsfälschungen.

Bewußtseinstrübungen gehören ebenfalls nicht zum Bilde der amnestischen Episode. Auch die Wahrnehmung ist intakt (Man-Son-Hing 1968; Heathfield et al. 1973). Unmittelbare Auffassung, allgemeines Verständnis und Tempo der psychischen Abläufe zeigen sich — soweit nicht Merkleistungen erforderlich sind — nicht beeinträchtigt (Patten 1971; Flügel 1974). Auch Störungen der Konzentrationsfähigkeit lassen sich nicht objektivieren, hingegen werden bei psychopathometrischen Untersuchungen stärkere Aufmerksamkeitsschwankungen deutlich (Flügel 1975).

Das Denken erscheint — soweit klinisch objektivierbar — sowohl formal wie inhaltlich geordnet. Gelegentliche leichte Inkohärenz (Fisher u. Adams 1964; Reichenmiller 1974) ist vermutlich Ausdruck der mnestischen Störung. Im Gegensatz zu den motorischen Automatismen im Temporallappenanfall und jenen „von außen gesteuerten" Mechanismen (Jacob 1976) z.B. nach Hirntraumen (Groggy-state-Automatismus, Critchley 1957; traumatischer Automatismus, Zangwill 1966) oder bei Narkolepsie (automatisches Handeln, Roth 1962), sind die motorischen Aktivitäten hier immer zweckgerichtet. Gewohnte, seit langem erlernte Handlungsmuster (Ankleiden, Essen, Kochen, Autofahren) oder Spielregeln werden ohne Schwierigkeiten bewältigt (Steinmetz u. Vroom 1972; Gordon u. Marin 1979). Neuropsychologische Funktionen wie Schreiben, Lesen, musikalische Ausdrucksfähigkeit, Benennen von Farben, das von Leistungen des mittelbaren Gedächtnisses unabhängige Rechnen und auch die Gestik erweisen sich ungestört (Schott 1969; Godlewski u. Masquin 1969; Gordon u. Marin 1979; Ponsford u. Donnan 1980). Die Sprache ist korrekt, insbesondere ohne Zeichen sensorischer oder motorischer Behinderung (Bender 1960; Gordon u. Marin 1979). Fragliche leichte Rechts-Links-Störungen boten sich im vorliegenden Fall 1.

2.2 Störstelle im Informationsprozeß

Ausgehend von einem dreistufigen Informationsprozeß mit Aufnehmen (registration), Speichern (retention) und Wiedergeben (recall, reproduction) vermuten Shuttleworth u. Morris (1966), Cuningham (1968) und Godlewski (1968) eine Störung der 2. Stufe. Die erwähnte, auch für die anmestischen Episoden bezeichnende syndromatische Einheit von retrograder und anterograder Amnesie (Benson u. Geschwind 1967; Barbizet 1969) geht jedoch über eine umschriebene Behinderung lediglich des Speicher- und Konsolidierungsprozesses hinaus. Isolierte Störungen der

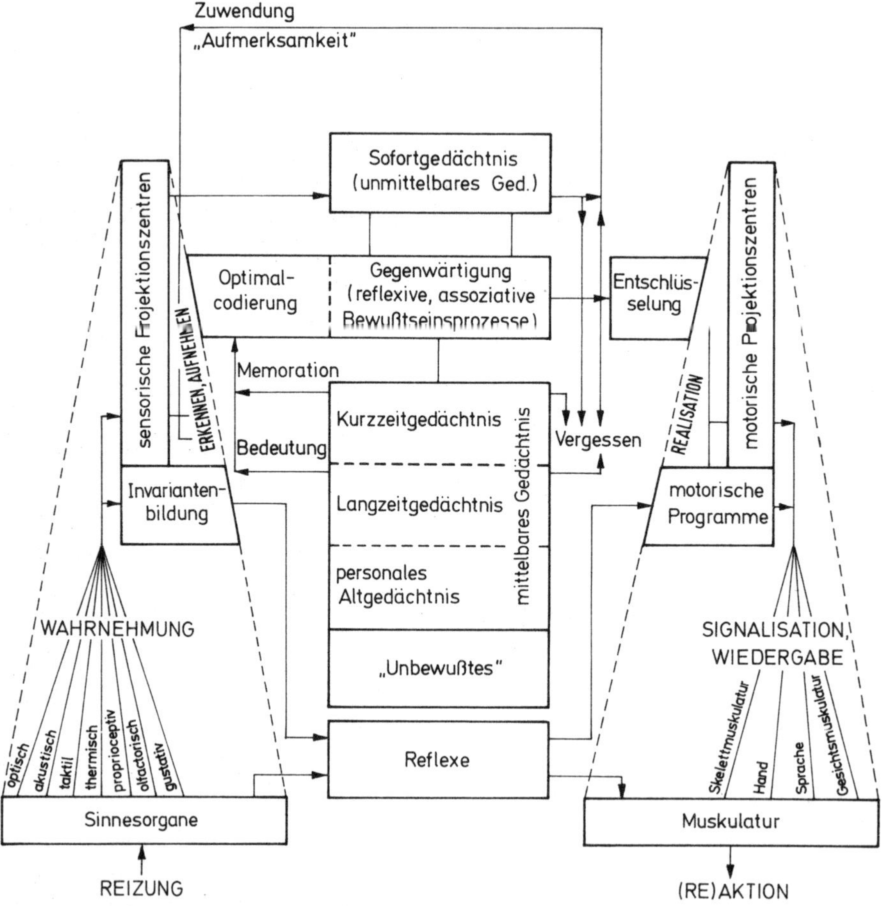

Abb. 2. Stark vereinfachendes Modell für den Informationsfluß im Menschen. (In Anlehnung an ein informationspsychologisches „Organogramm" von H. Frank 1963). Auf die Darstellung des vegetativen Systems als Organ der Realisation und Signalisation wurde der besseren Übersichtlichkeit wegen verzichtet

Speicherfunktion könnten zwar die Existenz der anterograden, nicht jedoch die der retrograden Amnesie erklären (Gordon u. Marin 1979).

Die bereits im amnestischen Zustand im vorliegenden Fall 2 mittels assoziativer Fremdhilfe zu lichtende und mit Abklingen der Episode spontan rückläufige retrograde Amnesie weist eindeutig auf eine temporäre Blockierung (Nichtverfügbarkeit) von Erinnerungsinhalten, also auf eine passagere Störung der Reproduktion oder Ekphorierung (Russel 1959, Benson u. Geschwind 1967) hin.

Naheliegend ist — unter Hinweis auf das in Abb. 2 dargestellte Modell für den Informationsfluß im Menschen — die Annahme einer Störung der „Gegenwärtigung" („intendierte Vergegenwärtigung", Poeck 1965). Ein Defekt dieser offenbar unabdingbaren Voraussetzung, sowohl für die Speicherung wie die Abrufung von Informationen, würde den Ausfall des mittelbaren Gedächtnisses während der Episode und die sich einschränkende retrograde Amnesie und verbleibende amnestische Lücke nach deren Ende verständlich machen. Informationen, die keiner „Gegenwärtigung" bedürfen, wie persönliche, stark affektiv besetzte Inhalte des sog. Altgedächtnisses und die Nachhall- oder Echoeffekte des „Sofortgedächtnisses" bleiben hiervon unberührt.

Ein im amnestischen Zustand des Vortages nach Applikation nicht wiedererkannter stereoskop-taktiler Reiz im Fall 2 wurde auf Befragen in der Rückbildungsphase des Folgetages nicht erinnert, nach erneuter Applikation jedoch sofort als bereits bekannt wiedererkannt. Darüber hinaus wurde eine im amnestischen Zustand nicht reproduzierbare zweite Hälfte einer Fabel — ohne deren erneute Darbietung — in der Rückbildungsphase auf Befragen wiedergegeben. Dies könnte Folge einer im amnestischen Zustand gegenüber der Speicherung (Engraphierung) stärkeren Behinderung der Ekphorierbarkeit auch von Inhalten des sog. Kurzzeitgedächtnisses sein (vgl. hierzu Wiecks , 1955, Beobachtungen bei CO-Vergifteten). Die Frage, ob die anterograde Amnesie wie die retrograde möglicherweise ebenfalls Folge einer Hemmung der Reproduktion ist (Fau et al. 1970; Gordon u. Marin 1979), ob sich das „permanent-storage-Modell" (Mifka 1966; Janke 1974) in dieser Weise verallgemeinern läßt, bleibt weiteren Untersuchungen vorbehalten.

14

2.3 Begleitsymptomatik

2.3.1 Begleitbeschwerden

Neben charakteristischen Bemerkungen wie: „Ich weiß nichts mehr", „Es ist alles weg" oder „Filmriß" werden etwa in einem Drittel aller Fälle — unabhängig von einer evtl. Kopfschmerzanamnese — Klagen über — die Episode begleitende oder nachfolgende — Kopfschmerzen vorgebracht. Sie können teils diffus, teils occipital oder frontal betont oder lateralisiert auftreten. Darüber hinaus werden in Einzelfällen Schwindelgefühl (Fisher u. Adams 1964; Ganner 1974; Collard et al. 1977), Übelkeit (Costa u. Proli 1969; Bodechtel u. Spatz 1971) sowie verschiedenartige Sehstörungen wie Doppelbilder (Martin 1970) und Flimmerskotome (Evans 1966), vereinzelt auch wiederholtes Gähnen (Ganner 1974), zwanghaftes (?) Schreien (Flügel 1975) und kolikartige Bauchschmerzen mit Durchfall oder Frösteln (Godlewski 1968) und Kribbelparästhesien der Extremitäten beschrieben. Macek (1978) berichtet über Geruchshalluzinationen in einigen seiner Fälle.

Im vorliegenden Krankengut wurden von 16 der insgesamt 27 Patienten die Episode begleitende oder ihr unmittelbar folgende Beschwerden vorgebracht. In fünf Fällen bestanden initial, die Episode überdauernd, Kopfschmerzen, in drei Fällen im Hinterkopfbereich, in zwei Fällen diffus, davon in einigen zusammen mit Schwindel, Übelkeit und Gesichtsblässe. In je einem dieser Fälle wurde zusätzlich über Gangunsicherheit und Abdominalschmerzen (Fall 23) sowie Brechreiz, Frösteln und Durchfall (Fall 3) geklagt. In je einem anderen Falle bestanden initial — zunächst ohne Kopfschmerzen — Schwindelgefühl, Übelkeit, Frösteln und Kribbeln beider Hände (Fall 2) bzw. Taubheitsgefühl im Schläfenbereich beidseits (Fall 26).

In sieben Fällen wurden erst sekundär, nach Beginn der Episode einsetzende Kopfschmerzen geklagt, davon in je drei Fällen frontal und diffus, in zwei Fällen occipital sowie in einem Falle halbseits links, mitunter begleitet von Flimmerkotomen, kolikartigen Abdominalbeschwerden, Benommenheit („Katergefühl") sowie flüchtigen Kribbelparästhesien der Extremitäten. In weiteren vier Fällen traten erst nach Abklingen der Episode Halbseitenkopfschmerzen links bzw. Kopfdruck oder diffuse Kopfschmerzen mit Müdigkeit und leichter Gangunsicherheit auf.

Der folgende Fallbericht gibt ein Beispiel der zum Teil ausgeprägten vegetativen Begleitsymptomatik.

Fall 3

K., Helene, geb. 1. Oktober 1902, Hausfrau und Ehefrau eines Unternehmers.
Familienanamnese: Keine neuropsychiatrischen Auffälligkeiten.
Eigenanamnese: Nie ernstlich krank, keine Migräne oder hirnorganischen Anfälle. Primärpersönlich heiter, lebhaft und kontaktfreudig. Seit längerem geschäftlich-finanzielle Sorgen.

Spezielle Anamnese: Drei Wochen vor dem amnestischen Ereignis vorübergehende, ca. 24 h anhaltende diffuse Gesichtsfeldeintrübung und nicht seitenbetonte diffuse Kopfschmerzen ohne sonstige Begleitbeschwerden.

Am 20. April 1972, einem Donnerstag, nach dem Besuch einer Mitgliederversammlung ihrer Bank, besuchten die Eheleute gegen 19.30 Uhr ein Restaurant. Kurz nach dem Hinsetzen ging die Patientin zur Toilette, wo sie sich ungewöhnlich lange aufhielt. Zurückgekehrt klagte sie zitternd und in der Folgezeit fortgesetzt über Kälte, wobei sie durch abnormes Vergessen und ihre ständig wiederholten Fragen insbesondere nach dem Aufenthaltsort auffiel. Das Verhalten war im übrigen geordnet. Der in diesem Zusammenhang vom Ehemann erwähnte Hausarzt schien der Patientin sowohl bezüglich seines Namens wie seines Wohnortes unbekannt. Zu Hause klagte sie weiterhin über Kältegefühl, Brechreiz und Erbrechen sowie zunehmend heftige, diffuse Kopfschmerzen. Nach dem Weggang des herbeigerufenen Hausarztes kotete sie dann durchfällig ein, war jedoch weiterhin voll ansprechbar, wach und ohne irgendwelche anfallstypischen Zeichen. Sie zeigte sich über ihr Einkoten heftig erregt, wusch sich, zog sich an und insistierte mit der mehrfach wiederholten Frage, ob sie denn sauber genug für die Klinik sei.

Bei der Klinikaufnahme gegen 2.00 Uhr nachts bewußtseinsklar, zeitlich und örtlich aber desorientiert mit Hinweisen auf ausgeprägte Merkleistungsstörung. Bei der neurologischen Untersuchung Horner-Syndrom rechts und homonyme laterale obere Quadrantenanopsie nach rechts bei insgesamt lebhaften Muskeleigenreflexen. RR 160/80 mmHg bei durchschnittlichen Werten um 120/80 mmHg.

Am folgenden Morgen beschwerdefrei sowie neurologisch und psychisch einschließlich der mnestischen Leistungen unauffällig. Es besteht eine amnestische Lücke von ca. 18.00 Uhr des Vorabends bis zum Erwachen aus dem erholsamen Schlaf. Insulär sind Ereignisse wie Treppensteigen oder Bitten um eine Wärmflasche erinnerlich. Im EEG zentrale und temporale Theta-Aktivität, sonst o.B. EEG-Kontrollen mit Ableitung im Schlaf sowie EKG, Echoencephalogramm und Liquorbefund o.B. Laborchemisch Zeichen eines leichten Diabetes mellitus. Ophthalmologischerseits altersentsprechendes Fundusbild.

Zusammenfassung: 69jährige, seit langem geschäftlich-finanziell belastete Geschäftsfrau mit leichtem Diabetes mellitus. Gegen Abend nach einer stärkeren emotionalen Belastung sechsstündige amnestische Episode mit begleitender Übelkeit, Brechreiz, Frösteln, Durchfall und heftigen diffusen Kopfschmerzen. Neurologisch passageres Horner-Syndrom rechts und homonyme Quadrantenanopsie nach rechts. Völlige Erholung im Schlaf. Nachfolgend klinisch-neurologisch und psychisch einschließlich Liquorbefund und Schlaf-EEG o.B. Drei Wochen zuvor 24stündige diffuse Gesichtsfeldeintrübung und passagere, ebenfalls diffuse Kopfschmerzen. Innerhalb der nachfolgenden vier Jahre kein Amnesierezidiv.

2.3.2 Triebdynamische Störungen

Neben geringfügigen Varianten des Antriebs und der Affektivität wurden vereinzelt auch passagere Änderungen von Gewohnheiten (Ganner 1974) und individuellen Eigenarten beschrieben (Jaffe u. Bender 1966). Im folgenden Falle wird die Beobachtung einer sexuellen Appetenzsteigerung im Beginne einer amnestischen Episode beschrieben (Frank 1977).

Fall 4

S., Lieselotte, geb. 28. Februar 1922, Hausfrau und Ehefrau eines Unternehmers.
Familienanamnese: Keine neuropsychiatrischen Auffälligkeiten, keine Migräne oder hirnorganischen Anfälle.
Eigenanamnese: Übliche Kinderkrankheiten. 1945 Diphtherie.
Gynäkologische und sexuelle Anamnese: 13jährig Menarche, vier normale Entbindungen, 1958 Mutterbandkürzung beidseits einschließlich Appendektomie. 1970 Entfernung eines gutartigen Knotens der linken Mamma. Zur Zeit erste Menstruationsunregelmäßigkeiten. In sexueller Hinsicht eher passiv und wenig appetent, dabei normal orgasmusfähig. Ehe harmonisch, keine Angaben zur Cohabitationsfrequenz.
Primärpersönlich temperamentvoll-impulsiv, vielseitig interessiert, wirke mitreißend auf ihre Umgebung. Gänzlich unneurotisch. Seit Monaten — im beginnenden Klimakterium — etwas gereizter mit Durchschlafstörungen.
Spezielle Anamnese: Am 5. September 1971, einem Sonntag, legten sich die Eheleute nach einem morgendlichen gemeinsamen Schwimmbadbesuch und Zubereitung und Verzehr des Mittagessens nachmittags zur Ruhe, die Patientin zu einem Sonnenbad auf der Terrasse, der Ehemann im Hause. Etwa eine Stunde später weckte die Patientin ihren Mann, um sich zum Besuch einer Blumenausstellung umzuziehen. Zum Erstaunen des Ehemannes wünschte sie zuvor jedoch eine Cohabitation. Ein solches Begehren hatte sie während der 27jährigen Ehe von sich aus noch nicht vorgebracht. Die Cohabitation selbst verlief nach Angaben des Ehemannes wie gewohnt mit beidseitiger Befriedigung. Weiterhin geordnet handlungs- und normal kommunikationsfähig, fiel sie nach dem Duschen und Anziehen durch zunehmende Unruhe und mehrfach wiederholte Fragen auf: „Ich weiß nichts mehr! Was für ein Tag ist heute? Was ist mit mir?"
Antworten wurden kaum registriert oder sofort vergessen.
Der rasch hinzugezogene Hausarzt beschreibt die Patientin zeitlich desorientiert, örtlich und zur Person orientiert, zeitweise unruhig bei unauffälligem neurologischem Befund. Im EKG mit einem Sympathicotonus vereinbarer erniedrigter ST-Abgang bei sonst normalem Erregungsablauf. RR 140/80 mmHg, Pulsfrequenz um 68/min. Stereotyp wiederholte Fragen kreisen um die Kinder, das Datum und vorausgegangene Ereignisse. Es fällt auf, daß ihr selbst die Tatsache der vor fünf Monaten erfolgten Vermählung ihrer Tochter unbekannt und außerordentlich überraschend ist. Sie erkennt ihre Angehörigen und bemerkt weinend ihr mnestisches Defizit.
Einem zweiten Arztbesuch, den sie später erinnert, folgt eine unruhige Nacht mit nunmehr fortgesetzten Klagen über Hinterkopfschmerzen und besorgte wiederholte Fragen nach dem Vorgefallenen. Am Morgen des Folgetages zeigt sie sich bis auf noch leichte Hinterkopfschmerzen psychisch, insbesondere seitens des Gedächtnisses, völlig unauffällig. Bei der zwei Tage später erfolgten klinischen Untersuchung gibt sie für den 5. September 1971 eine die Cohabitation einbeziehende Erinnerungslücke an, inkomplett seit Zubereitung des Mittagessens, komplett vom Beginn des Sonnenbades (14.30 Uhr) bis etwa zum zweiten Arztbesuch (19.30 Uhr). Zwischenzeitliche Ereignisse wie starke Kopfschmerzen und die von ihr an den Mann und die Kinder gerichteten wiederholten Fragen (sie wurden „mit Fragen überschüttet") sind ihr inselhaft erinnerlich. Die einer retrograden Amnesie im weiteren Sinne entsprechende weit zurückreichende Erinnerungsbehinderung (die Vermählung der Tochter vor fünf Monaten betreffend) hatte sich bis auf später ebenfalls reversible Erinnerungstrübungen bezüglich der dem Ereignis vom 5. September 1971 vorausgegangenen 24 h zurückgebildet.
Psychischer Befund einschließlich mnestischer Funktionsprüfungen unauffällig, auch klinisch-neurologisch, ophthalmologisch, hirnelektrisch (einschließlich Schlafableitung) und laborchemisch keine Besonderheiten. RR 130/90 mmHg. Auffällig nur einige vegetative Stigmata.
Bei der Nachuntersuchung sechs Monate später weiterhin etwa fünfstündige amnestische Lücke für den 5. September 1971. EEG-Kontrollen sowie psychischer und neurologischer Befund weiterhin o.B. Bei einer Nachuntersuchung 4,5 Jahre später wiederum

neuropsychiatrisch einschließlich EEG mit Photostimulation o.B., keinerlei Hinweise auf eine bestehende oder abgelaufene Partnerschaftskrise oder Störungen des ehelichen Sexuallebens. Kein Amnesierezidiv.

Zusammenfassung: 49jährige, klimakterisch verstimmte, im übrigen gesunde impulsive Geschäftsfrau. Spontane fünfstündige, von Erinnerungsinseln durchsetzte, amnestische Episode mit sexueller Appetenzsteigerung und sekundär einsetzenden Hinterkopfschmerzen im amnestischen Zustand. Weitgehende Erholung im Schlaf. Klinisch-neurologischer und EEG-Befund einschließlich Schlafentzug und Photostimulation nach Abklingen der Episode normal. Kein Rezidiv.

Im äußeren Geschehensablauf lediglich formal vergleichbare Fälle amnestischer Episoden wurden von Fisher u. Adams (1964), Goldlewski (1968), Stevens u. Ammerman (1974), Mayeux (1979) und Mazzucchi et al. (1980) mitgeteilt. Es handelt sich hierbei zumeist um Männer im Alter zwischen 48 und 70 Jahren, die sämtlich während oder unmittelbar nach einer Cohabitation eine amnestische Episode durchmachten. In den beiden Fällen von Fisher u. Adams schloß die verbleibende amnestische Lücke den Vorgang der Cohabitation mit ein. Hier wurde sexuelle Betätigung lediglich als eine unter zahlreichen anderen Auslösesituationen bewertet (Fisher u. Adams 1964).

Der vorliegende Fall unterscheidet sich jedoch inhaltlich von jenen insofern, als hier, ganz unabhängig vom gewöhnlichen Vollzug der Cohabitation, eine für die Persönlichkeit der Betroffenen völlig ungewöhnliche Äußerung libidinösen Verlangens deutlich wurde. Damit stellt sich die Frage, ob sexuelle Erregung nicht nur Auslöser, sondern als initiales Reiz oder Enthemmungssymptom auch Begleiterscheinung einer amnestischen Episode sein kann, zumal Ähnliches in anderem Zusammenhang bereits beschrieben wurde.

So wurden identische Beobachtungen z.B. wiederholt im Rahmen temporaler hirnorganischer Anfälle gemacht (Freeman u. Nevis 1969). Während — zumindest interictal — bei einem großen Teil der Anfallskranken eine globale Hyposexualität vorherrscht (Blumer u. Walker 1967; Hierons 1971), sind sexuelle Erregungssteigerung, exhibitionistische Tendenzen oder Masturbation seit langem bekannte ictale Erscheinungsformen des psychomotorischen Anfalls (Bancaud et al. 1970; Currier et al. 1971). Paroxysmale Verhaltensweisen dieser Art können wie verwandte viscerovegetative Sensationen (Gähnen, Frösteln, Magenschmerzen) oder instinktive Manifestationen (An- und Auskleiden, Aggressivität) dem Temporallappenanfall als Aura vorausgehen, nachfolgen oder ihn begleiten (Blumer 1970; Currier et al. 1971).
Den temporalen Anfallssensationen ähnliche passagere sexuelle Erregungssteigerung wird neben anderen impulsiven Triebregungen, viscerovegetativen Sensationen und Zwangsphänomenen mit kompletter oder partieller Amnesie auch im Rahmen von Migräneparoxysmen und Migränedämmerattacken beobachtet (Flatau 1912; Zutt 1929; Heyck 1975), ebenso bei den von Kleist (1926) beschriebenen nichtepileptischen, autochthon entstehenden „episodischen Dämmerzuständen" und beim Kleine-Levin-Syndrom (Wenzel 1976).

Ausgeprägte Veränderungen des Sexualverhaltens mit vermehrter hetero-, homo- oder autosexueller Aktivität beobachteten Klüver u. Bucy (1937) nach experimenteller bilateraler temporaler Lobektomie beim Rhesusaffen mit zusätzlicher erheblicher Störung des emotionalen und Freßverhaltens, oralen Tendenzen, visueller Agnosie und extremer Reizgebundenheit. Dem Klüver-Bucy-Syndrom nahezu identische Beobachtungen mit schweren mnestischen Störungen beim Menschen machten Petit-Dutaillis et al. (1954), Terzian u. Dalle Ore (1955) und Blumer u. Walker (1967) nach — wegen schwerer Temporallappenepilepsie oder aggressiv-agitierter Schizophrenie vorgenommener — bilateraler temporaler Lobektomie, die die beidseitige Entfernung des Uncus, vorderer Anteile des Hippocampus und des Corpus amygdaloideum einschloß. Ähnliches wurde bei Tumoren des Schläfenlappens und passager nach Pneumencephalographie (PEG) (Anastasopoulos 1958; Anastasopoulos u. Rontsonis 1967), nach hypoglykämischem Koma (Pilleri 1966), bei Hirnatrophien und in der Folge von Hirntraumen (Schneemann u. Eckstaedt 1969; Kanowski 1971) sowie als regelhaftes Zwischenstadium in der Restitution des apallischen Syndroms (Boeters 1971; Gerstenbrand u. Lücking 1971) gesehen.

Von lokalisationsspezifischen Verhaltensweisen nicht immer abzugrenzen sind dabei persönlichkeitsgebundene, an Gewohnheiten und Erfahrungen orientierte Reaktionsformen (Poeck 1964). Im beschriebenen Falle war es nicht möglich, zwischen einer sexuellen Appetenzsteigerung infolge hirnlokalen Funktionsdefizits (Gerstenbrand u. Lücking 1971) und im Ausnahmezustand hervorgetretener verdrängter Wünsche und Triebregungen zu differenzieren. Immerhin ließen sich psychodynamische Einflüsse in vergleichbaren Situationen psychomotorischer Anfälle nachweisen (Reeth et al. 1958).

2.3.3 Neurologische Begleitsymptome

Von 14 der während der amnestischen Episode untersuchten Patienten boten 3 zusätzliche neurologische Symptome, in einem Fall eine Alternanssymptomatik mit positivem Babinski links und diskreter Facialis- und Hypoglossusparese rechts, in einem anderen Falle ein diskretes Horner-Syndrom rechts mit homonymer oberer Quadrantenanopsie nach rechts. In einem dritten Falle war eine leichte Hemiparese links und homonyme Hemianopsie nach links vorbestehend.

Auch in der Literatur werden in etwa 10% der Fälle — dies entspricht etwa der Häufigkeit in der vorliegenden Kasuistik — während oder nach Abklingen der Episode nachgewiesene passagere neurologische Symptome beschrieben. Es sind dies horizontaler oder vertikaler Nystagmus (Fogelholm et al. 1975; Collard et al. 1977; Longridge et al. 1979), leichte Ataxie (Godlewski 1968; Heathfield et al. 1973), Parinaud-Syndrom (Collard et al. 1977), sensomotorische Hemisymptome, z.T. mit diskreter zentraler Facialisschwäche (Fau et al. 1970; Fogelholm et al. 1975; Greenlee et al. 1975; Gilbert 1978; Mazzucchi et al. 1980), Amaurose (Godlewski

1968; Heathfield et al. 1973), homonyme Hemi- oder Quadrantenanopsie
(Lou 1968; Tolosa u. Gumnitt 1973; Laplane u. Truelle 1974), Zentral-
skotom (Ganner 1974), Anisokorie bzw. Horner-Syndrom (Mumenthaler
u. v.Roll 1969; Flügel 1975) und dysarthrische Störungen (Vallat 1968;
Gilbert u. Benson 1972). Collard et al. (1977) sprechen in solchen Fällen
von "ictus amnésique accompagnée".

2.4 EEG-Befunde

Hirnelektrische Untersuchungen unmittelbar im Verlaufe einer amnestischen Episode waren bei sieben der insgesamt 27 Patienten möglich. In
vier Fällen waren die Befunde unauffällig. Unter den übrigen wurde je einmal ein linksseitiger temporo-basaler (Fall 23) und ein rechtsseitiger tem-
poro-occipito-basaler Herdhinweis (Fall 2) registriert, in einem anderen
Falle eine unter Hyperventilation aktivierte paroxysmale unregelmäßige
zentro-parietale linksbetonte Verlangsamung (Fall 5).

Der Herdbefund im Fall 2 war drei Tage und vier Wochen später auch
bei wechselseitiger Carotiskompression nicht mehr nachweisbar. Im Fall 23
bildete sich der Befund innerhalb von vier Wochen unvollständig zurück.
Im Falle 5 wurde unter Schlafbedingungen acht Tage später hypersynchrone Aktivität gleicher Lokalisation abgeleitet.

Fall 5

E., Ludwig, geb. 21. November 1918, Betriebsschlosser.
Familienanamnese: keine Belastungen, keine hirnorganischen oder Migräneanfälle.
Eigenanamnese: Als Kind Scharlach, 1942/43 Verwundung des linken Fußes und der
rechten Schulter. In den Nachkriegsjahren infolge eines Schockerlebnisses während des
Krieges starke nächtliche Alpträume. 1948 Tonsill-, 1960 Appendektomie, 1975 Nie-
renkoliken. Seit Jahren Magenbeschwerden bei fehlender Magensäure. Eher etwas
niedriger Blutdruck, keine Anfalls- oder Kopfschmerzanamnese. Vegetativ-anamnestisch
keine Besonderheiten. Seit 10 Jahren wegen gelegentlicher Verstimmungen 10−20 mg
Valium/die. In letzter Zeit stärkere Überarbeitung durch Überstunden im Betrieb und
Umbauten im eigenen Haus.
Primärpersönlich sehr genau, ruhig-zurückgezogen, stimmungslabil mit depressiven
Zügen, mache alles „hundertfünfzigprozentig". Hobby: Maschinenkonstruktionen.
Spezielle Anamnese: Am Mittwoch, den 20. Juli 1977, war er bis 17.00 Uhr ohne
besondere Auffälligkeiten im Betrieb tätig. Nach Feierabend war er im Keller mit Elek-
troarbeiten für ein Regal weiter beschäftigt. Gegen 17.15 Uhr wurde er am Kühlschrank
lehnend vorgefunden; er reagierte nicht wie üblich. Er fragte, ob er solange geschlafen
habe, er sei nicht ganz da. Er zeigte sich völlig überrascht darüber, daß er den ganzen
Tag im Betrieb gewesen sei und jetzt im Keller arbeite. Er fragte ständig nach dem
Datum und: „Was ist los mit mir?" Er wirkte dabei etwas unruhig und besorgt über
seine Erinnerungsstörung. Bei der Klinikaufnahme gegen Abend bewußtseinsklar, zeitlich und örtlich desorientiert und tempoverzögert mit etwas ratlosem Lachen. Amnestische Lücke für den gesamten Tag mit ausgeprägten Merkfähigkeitsstörungen und
Fragestereotypien. Erinnerungen an den Vorabend erhalten. Er fühle sich im Kopf

„nicht ganz richtig". Internistisch und neurologisch o.B., RR 140/100 mmHg. Im EKG einzelne supraventriculäre und ventriculäre monotope Extrasystolen, jeweils kurzfristig mit Knotenersatzrhythmus, sonst o.B. Röntgen-Schädel ebenfalls o.B. Im EEG des Aufnahmetages unter Hyperventilation paroxysmale unregelmäßige centro-parietale linksbetonte Verlangsamung.
Am Folgetage Klagen über diffuse Kopfschmerzen, nach dem Nachtschlaf im übrigen psychisch völlig o.B. Es besteht eine Amnesie für den Vortag, jedoch kürzer als während des Zustandes selbst. Er erinnert sich, daß er zur Arbeit ging und mit der Bohrmaschine heimkehrte. Außerdem verfügt er über Erinnerungsinseln der abendlichen Klinikaufnahme.
EEG-Kontrollen (fünf und acht Tage nach dem Ereignis): Unter Hyperventilation inkonstant paroxysmale unregelmäßige centro-parietale linksbetonte Verlangsamung mit Provokation hypersynchroner Aktivität gleicher Lokalisation unter Schlafbedingungen. Photostimulation ohne Besonderheiten. Hirnszintigramm, lumbaler Liquor sowie laborchemische Befunde (BSG, Blutbild, Blutzucker, Cardiolipin, Elektrolyte, Elektrophorese, Enzymaktivitäten, Bilirubin, Fette im Serum und Urinstatus) ohne Normabweichungen.

Zusammenfassung: 58jähriger Betriebsschlosser. Nach Feierabend bei Bohrarbeiten spontane vierstündige amnestische Episode mit völliger Erholung im Schlaf. Internistisch und neurologisch einschließlich Hirnsubstanz-Szintigramm und Liquor o.B. Im während des Zustandes abgeleiteten EEG unter Hyperventilation inkonstant paroxysmale unregelmäßige centro-parietal linksbetonte Verlangsamung mit Provokation hypersynchroner Aktivität gleicher Lokalisation unter Schlafbedingungen. Kein Rezidiv.

Drei Patienten mit unauffälligem Wach-EEG im amnestischen Zustand zeigten ein bis drei Tage später ebenfalls unter einer Ableitung im Schlaf wechselseitig fronto-temporale sharp waves (Fall 1), unspezifisch abnorme small sharp spikes linksseitig fronto-temporo-basal mit unter Hyperventilation aktivierter generalisierter paroxysmaler Dysrhythmie (Fall 24) sowie mehrere Tage später eine passagere leichte Allgemeinveränderung und focale Unregelmäßigkeit links temporal (Fall 20).
In den übrigen zwanzig Fällen erfolgten die ersten EEG-Untersuchungen nach Abklingen der Episode, zumeist ein bis zehn Tage danach und zusätzlich Monate und Jahre später. In dreizehn dieser Fälle waren EEG-Ableitungen einschließlich Photostimulation, in zwei Fällen auch einschließlich Ableitung im Schlaf ohne pathologische Ergebnisse. Bei den übrigen sieben, erst nach Abklingen der Episode untersuchten Patienten wurden abnorme Befunde erhoben, davon in drei Fällen einige Tage bis zwei Wochen nach der Episode ein- bzw. doppelseitige Herdbefunde temporo-basal und bifronto-temporal in Form einer Verlangsamung bzw. Sharp-wave-Komplexen. In drei weiteren Fällen fanden sich wechselnd ausgeprägte, unter Hyperventilation aktivierte linksbetonte temporo-basale bzw. centro-temporale paroxysmale Verlangsamungen mit small sharp spikes im Schlaf.

Fall 6

M., Paul, geb. 15. Dezember 1921, Unternehmer, nebenberuflicher Kommunalpolitiker, ehrenamtlicher Richter und Vorstand der Branchenvereinigung.
Familienanamnese: Mutter gelegentlich, besonders bei schockierenden Ereignissen „Neigung zum Abbauen". Sonst keine Besonderheiten.
Eigenanamnese: Übliche Kinderkrankheiten, 1955 Parotitis. Jetzt arthrotische Beschwerden beider Kniegelenke und gelegentlich flüchtige, depressive Verstimmungen.
Primärpersönlich patriarchalisch-autoritär, aktiv, skeptisch. Keine beruflichen oder familiären Sorgen.
Vegetative Anamnese bis auf ein bis drei Flaschen Bier oder eine Flasche Wein täglich ohne Besonderheiten.
Spezielle Anamnese: Am Samstag, dem 19. März 1977, nach einer Fraktionssitzung mit Alkoholgenuß am Vorabend, hatte er morgens Post durchgesehen, eingekauft und sich dann wegen leichter Abgespanntheit nach dem Mittagessen hingelegt. Im Garten dann „Filmriß", nachdem er über Kopfhöhe einen 30 cm starken Ast abgesägt hatte. Mit Erinnerungsinseln hatte sich sein Gedächtnis erst gegen Abend gegen 19.30 Uhr wieder eingestellt. Nach Angaben der Angehörigen habe er leicht apathisch gewirkt und wiederholt gleiche orientierende Fragen gestellt. Anläßlich zweier Telefonate sei dabei keinem der Gesprächspartner etwas aufgefallen. Er habe allerdings den eigenen Wagen nicht wiedererkannt.
Bei der Aufnahme am gleichen Abend retrograde Amnesie bis zum Vorabend, dabei ein Gefühl der Verkaterung mit Benommenheit und Druckgefühl im Hinterkopf. Körperlich-neurologischer und internistischer Befund – bis auf eine RR-Erhöhung auf 160/100 mmHg – keine Besonderheiten. Am Folgetage einschließlich des Blutdrucks und des übrigen Befundes – bis auf eine ca. dreistündige Gedächtnislücke – keine Besonderheiten. Wach-EEG (zwei Tage später): nicht pathologisch zu wertender minimaler temporaler Linkshinweis mit Alpha- und Theta-Paroxysmen unter Hyperventilation. Im Schlaf-EEG vereinzelt unspezifisch abnorme small sharp spikes. Photostimulation ohne Besonderheiten. Im EKG Zeichen eines Rechtsschenkelblockes. Laborwerte (BSG, Blutbild, Glucose, Kreatinin, Harnstoff, Elektrolyte, Bilirubin, Gesamteiweiß, Enzymaktivitäten, Cardiolipin und Elektrophorese im Serum sowie Urinstatus) o.B.

Zusammenfassung: 55jähriger, bislang weitgehend gesunder Unternehmer. Bei Gartenarbeiten ca. dreistündige amnestische Episode mit flüchtiger RR-Erhöhung während des Zustandes und nachfolgenden leichten Hinterkopfschmerzen. Im Schlaf-EEG nach dem Ereignis vereinzelt unspezifisch abnorme small sharp spikes, sonst allgemeinkörperlich und neurologisch bis auf Rechtsschenkelblock im EKG keine Besonderheiten. Nachfolgend weiterhin Wohlbefinden, kein Rezidiv.

Im folgenden Falle wurde eine wechselnd seitenbetonte, diffuse paroxysmale Dysrhythmie abgeleitet.

Fall 7

Oe., Elisabeth, geb. 26. März 1922, ledig, Obersekretärin.
Familienanamnese: Vater 60jährig infolge einer Hirnblutung verstorben. Keine besonderen familiären Belastungen, keine Migräne oder hirnorganischen Anfälle.
Eigenanamnese: Seit mehreren Jahren Wirbelsäulenbeschwerden und „Depressionen". Vorübergehend Schilddrüsenunterfunktion. Vor sieben bis acht Jahren Uterusexstirpation, seitdem Menopause. Primär stimmungslabil, leicht depressiv und erregbar.

Spezielle Anamnese: Während eines Kuraufenthaltes wegen Wirbelsäulenbeschwerden stellte sich am 7. Februar 1976, einem Sonnabend, nach dem Abendessen plötzlich eine Gedächtnisstörung ein, die sich erst am Folgetag gegen 13.00 Uhr verlor. Nach fremdanamnestischen Angaben sei sie an jenem Abend mit einem Mantel über dem Nachthemd aus ihrem Zimmer gekommen, zur Person ausreichend orientiert, zeitlich und örtlich jedoch desorientiert gewesen.
Bei der stationären Aufnahme am Folgetag war sie leicht gereizt und erstaunt über ihren Krankenhausaufenthalt, dabei schwer besinnlich. Der Beginn ihrer Kur (13. Januar 1976) war ihr nicht erinnerlich. Sie fiel durch stereotyp wiederholte Bemerkungen und Fragen, durch ausgeprägte Merkfähigkeitsstörungen, lückenhaftes Altgedächtnis und zeitliche und örtliche partielle Desorientiertheit auf. Sonst keine Besonderheiten.
Am Folgetage noch geringe Konzentrationsminderung und Umstellerschwernis, sonst bis auf eine dysphorisch-depressive Verstimmtheit keine Besonderheiten. Mnestische Funktionen zu jenem Zeitpunkt bereits wieder intakt.
Klinisch-neurologisch o.B. RR 130/80 mmHg. EEG vier Tage nach Abklingen der amnestischen Episode: ausgeprägte, nicht konstant temporal betonte wechselseitige paroxysmale Dysrhythmie ohne Seiten- oder Herdhinweis. Unter Schläfrigkeitsveränderungen im EEG geringer Rückgang der paroxysmalen Dysrhythmie. EKG o.B.
Nachuntersuchung 13 Tage später: leicht depressiv, sonst psychisch und neurologisch o.B. RR 150/100 mmHg. EEG-Kontrolle: mäßige Allgemeinveränderung mit vereinzelten hypersynchronen Abläufen, vorwiegend temporal links betont. Unter Hyperventilation Verlangsamung beiderseits temporal mit wechselnd seitenbetont hohen Abläufen um 3–2/s. Echoencephalogramm und Hirnsubstanzszintigramm o.B.
Eine ähnliche amnestische Episode hatte sie – nach einer „Aufregung" – bereits vor drei Jahren über einen Zeitraum von etwa 6 h (10.00–16.00 Uhr).

Zusammenfassung: 54jährige ledige Obersekretärin ohne Anfalls- oder Migränebelastung. Chronifizierte endoreaktive Depression. Spontane, im Anschluß an ein Abendessen aufgetretene amnestische Episode von ca. 8 h Dauer als Rezidiv eines drei Jahre zuvor abgelaufenen ähnlichen Ereignisses von 6 h Dauer. Im EEG nach dem Ereignis ausgeprägte, wechselnd seitenbetonte paroxysmale Dysrhythmie und mäßige Allgemeinveränderung bei unauffälligen neurologischen, echoencephalographischen und hirnsubstanzszintigraphischen Befunden.

In drei der sieben Fälle mit pathologischen EEG-Befunden nach Abklingen der Episode kam es nach unterschiedlichen Zeiträumen zu einer Befundnormalisierung. Im Falle einer – drei Wochen nach der Episode nachgewiesenen – paroxysmalen unregelmäßigen beidseitigen Verlangsamung war der Befund nach sechs Wochen unauffällig. In einem anderen Falle (Fall 26) war ein zufällig vor Auftreten der amnestischen Episode abgeleitetes EEG o.B. Eine zwei Tage nach der Episode registrierte bifronto-temporale paroxysmale Verlangsamung mit eingestreuten sharp-wave-ähnlichen Abläufen war bereits am elften Tage nicht mehr nachweisbar. Im folgenden Falle stellte sich ein 14 Tage nach der amnestischen Episode nachgewiesener beidseitiger temporo-basaler Herdhinweis mit sharp-wave-Komplex-ähnlichen Graphoelementen bei Kontrolle zwei Jahre später nicht mehr dar.

Fall 8

A., Ilse, geb. 1. Oktober 1905, Hausfrau und Ehefrau eines Lehrers.
Familienanamnese: Keine neuropsychiatrischen Belastungen.
Eigenanamnese: Seit vier Jahren labiler Hypertonus. In letzter Zeit rezidivierende Blasenbeschwerden und Magenschmerzen. Seit einem Jahr leichte Schlaf- und Merkfähigkeitsstörungen. Keine Migräne, keine hirnorganischen Anfälle. Primärpersönlich temperamentvoll, energisch, unternehmend.
Spezielle Anamnese: Während einer ambulanten internistischen Untersuchung einschließlich EKG-Ableitung am Mittwoch, dem 13. März 1974, morgens gegen 9.00 Uhr, war die Patientin sowohl psychisch wie grob neurologisch unauffällig. Nach Abschluß der körperlichen Untersuchung sprang die Patientin plötzlich von der Untersuchungsliege auf, fragte, wo sie sei, wie sie hierher komme, wer sie hierhergeschafft habe. Die Patientin erinnerte sich nicht an das vorausgegangene Gespräch und die Untersuchungen. Sie hatte eine vollständige Gedächtnislücke für den Arztbesuch. Sie stellte wiederholte Fragen und machte einen leicht verwirrten Eindruck. Schließlich zweifelte sie an ihrer Identität und meinte, entweder verrückt zu sein oder einen Schlaganfall erlitten zu haben. In der Folge wurde die Patientin wieder ruhiger und registrierte eine zunehmende Erinnerungsbesserung. Eine Reproduktion der Sprechstunde gelang ihr jedoch nicht. Am Folgetage traten über mehrere Tage anhaltende starke Stirnkopfschmerzen auf.
Anläßlich einer Untersuchung 14 Tage später sind klinisch-neurologischer und psychischer Befund einschließlich der mnestischen Funktionen regelrecht. Es besteht eine den Morgen des 13. März 1974 betreffende einstündige amnestische Lücke. RR 210/110 mmHg. Im EKG mäßige Erregungsrückbildungsstörung. Im EEG linksseitiger temporo-basaler Herdbefund mit sharp-and-slow-wave-Komplex-ähnlichen Abläufen, unabhängig davon rechtsseitige temporo-basale Verlangsamung. Hirnsubstanzszintigramm o.B. Carotisangiogramm links: leichte Stenose am Abgang der linken A. carotis interna und Wandunregelmäßigkeiten im Siphonbereich links. Laborchemische Befunde einschließlich Blutzucker und Elektrolyte unauffällig.
Nachuntersuchung zwei Jahre später: Unveränderte einstündige Erinnerungslücke, sonst allgemeines Wohlbefinden. Klinisch und neurologisch unauffällig. Wach-EEG einschließlich Photostimulation o.B. Unter Hyperventilation Aktivierung einer bitemporalen unregelmäßigen, anfangs paroxysmalen, später mehr kontinuierlichen Verlangsamung mit Linksbetonung. Kein Rezidiv.

Zusammenfassung: 68jährige Lehrersfrau mit labilem Hypertonus. Spontane einstündige amnestische Episode während einer internistischen Untersuchung. Anschließend über einige Tage starke Stirnkopfschmerzen. Im EEG flüchtiger beidseitiger temporo-basaler Herdbefund mit sharp- and slow-wave-Komplex-ähnlichen Abläufen. Neurologisch und psychisch o.B. Angiographisch (Carotis links) Zeichen eines arteriosklerotischen cerebralen Gefäßprozesses. Kein Rezidiv.

Drei der restlichen vier abnormen EEG-Befunde waren bei Kontrollen zwei Wochen später unverändert und konnten nicht weiter verfolgt werden. Im Fall 15 war eine linksbetonte paroxysmale temporo-basale Verlangsamung noch sechs Monate später nachweisbar.

Den vorliegenden Befunden entsprechend sind auch die in der Literatur mitgeteilten, sowohl während als auch nach der Episode abgeleiteten Elektroencephalogramme in 55–70% normal. Von Mumenthaler et al. (1980) in 37 Fällen vorgenommene EEG-Ableitungen nach Abklingen der

Tabelle 1. Unmittelbar im Verlaufe amnestischer Episoden abgeleitete hirnelektrische Befunde (Wach-EEG)

Autoren	Anzahl Patienten	(1) Normal	(2) Irregul., uni-/bilat. Theta- (Delta-) Aktiv. (± HSA) temporal (-basal)	(3) Allgemeinveränderung ± diffuse Dysrhythmien ± Befunde wie unter (2)
Guyotat u. Courjon (1956)	5	5	–	–
Poser u. Ziegler (1960)	1	–	1	–
Bender (1960)	1	1	–	–
Fisher u. Adams (1964)	1	–	1	–
Jaffe u. Bender (1966)	5	4	1	–
Shuttleworth u. Morris (1966)	2	2	–	–
Pazzaglia u. Rebucci (1969)	1	1	–	–
Tharp (1969)	1	–	1	–
Fau et al. (1970)	2	2	–	–
v. Roll (1970)	1	–	–	1
Martin, E.A. (1970)	3	3	–	–
Martin, F. (1970)	3	2	1	–
Bodechtel u. Spatz (1971)	1	–	1	–
Dykes u. Sears (1972)	1	1	–	–
Steinmetz u. Vroom (1972)	1	1	–	–
Cornette (1973)	1	1	–	–
Ganner (1974)	4	4	–	–
Reichenmiller (1974)	1	–	1	–
Taillandier (1974)	2	2	–	–
Vincent (1974)	1	1	–	–
Stevens (1974)	2	–	–	2
Flügel (1975)	3	–	2	1
Stein (1975)	1	–	–	1
Suarez u. Pittluck (1975)	1 HV+PS	1	–	–
Packard (1976)	1	1	–	–
Collard et al. (1977)	3	1	–	2
Erkulvrawatr et al. (1979)	1	1	–	–
Gordon u. Marin (1979)	1 [a]	–	1	–
Rosenberg (1979)	1	1	–	–
Mazzucchi et al. (1980)	1	1	–	–
Eigene Fälle	7	4	3	–
	(Routine)			
	(4 [b])	(1)	(2)	(1)
	60	40	13	7
	100%	66%	22%	12%

a mit Nasopharyngeal-Elektroden
b Schlafableitung
PS Photostimulation
HSA hypersynchrone Potentialformen

Episode „zeigten nie Herdbefunde, nie epilepsieverdächtige Potentiale".
Sie waren entweder normal oder boten unspezifische Veränderungen, vereinzelt zum Teil steilere Potentiale fronto-temporal, besonders bei Hyperventilation.

In etwa 30% aller Fälle amnestischer Episoden — dies gilt sowohl für
Ableitungen während wie nach Abklingen der Episode — werden ein- oder
beidseitige asynchrone paroxysmale temporale, weniger parietale, occipitale und basale Verlangsamungen, vereinzelt mit hypersynchronen Potentialformen (sharp waves, polyspikes) gefunden (Dondey 1964; Kennedy
et al. 1979; Nausieda u. Sherman 1979). In etwa 6—14% zeigen sich generalisierte EEG-Veränderungen im Sinne leichter Allgemeinveränderungen
oder diffuser Dysrhythmien mit oder ohne vorwiegend temporal-betonte
Veränderungen (Tabelle 1 u. 2).

Mit Hilfe von Aktivationsmaßnahmen, insbesondere unter Schlafbedingungen wie in den eigenen Fällen und mit Hilfe spezieller Elektroden-
plazierungen ließen sich in unterschiedlichem Ausmaße zusätzliche elektro-
physiologische Befunde erheben. Greene u. Bennett (1974), Rowan u.
Protass (1974) und Gilbert (1978) konnten in einigen ihrer Fälle nach
Schlafentzug in Ermüdung und leichtem Schlafzustand „medial temporal"
spike-and-wave-Komplexe, polyspikes und small sharp spikes sowie sharp
waves (Gordon u. Marin 1979) uni- oder bitemporal und im Bereich von
Nasopharyngeal-Elektroden ableiten, dies häufig auch bei Normalbefun-
den in Routineableitungen (Gilbert 1978). Rowan u. Protass (1979) fanden bei fünf von sieben mit Nasopharyngeal-Elektroden untersuchten
Patienten während eines medikamentös induzierten Schlafes bitemporale
spikes, davon waren bei Routineableitungen zwei EEG normal, in zwei
anderen fand sich eine intermittierende bitemporale Verlangsamung und
in einem weiteren Falle seltene temporale spikes.

Evans (1966) konnte im Falle einer 35jährigen Frau mit amnestischen
Episoden und Migräne bei fraglich gleichzeitig vorkommenden psychmoto-
rischen Anfällen unter Sekonal- und Penthotalgabe temporale small sharp
waves ableiten. Fogelholm et al. (1975) lösten eine amnestische Episode
unter Hyperventilation aus bei gleichzeitigem Auftreten generalisierter
hochgespannter langsamer Aktivität im EEG.

Unter Hyperventilationsbedingungen registrierten Arné u. Loiseau
(1964), Reichenmiller (1974), Barbizet (1970) und Manelis u. Manelis
(1973) eine geringe Zunahme links-temporaler Dysrhythmien, Mumenthaler u. v.Roll (1969) paroxysmale sharp waves. Letztere konnten zudem,
ebenso wie Taillandier u. Moene (1974), leichte neurologische Symptome
mit entsprechend herdförmigen Verlangsamungen im EEG unter einseitiger Carotiskompression beobachten. Aktivationsmaßnahmen mit Photostimulation erbrachten weder in den eigenen noch in den in der Literatur

Tabelle 2. Nach Abklingen der amnestischen Episode abgeleitete hirnelektrische Befunde (Wach-EEG)

Autoren	Anzahl Patienten	(1) Normal	(2) Irregul., uni-/bilat. Theta- (Delta-) Aktiv. (± HSA) temporal (-basal)	(3) Allgemeinveränderung ± diffuse Dysrhythmien ± Befunde wie unter (2)
Guyotat u. Courjon (1956)	10	9	—	1
Poser u. Ziegler (1960)	6	5	—	1
Fisher u. Adams (1964)	13	9	2	2
Evans (1966)	3	2	1	—
Jaffe u. Bender (1966)	22	22	—	—
Shuttleworth u. Morris (1966)	3	2	1	—
Bergouignan (1967)	1	1	—	—
Bolwig (1968)	4	2	1	1
Godlewski (1968)	25	11	10	4
Lou (1968)	2	—	2	—
Man-Son-Hing (1968)	3	3	—	—
Passeri et al. (1968)	4	1	2	1
Vallat (1968)	17	11	5	1
Costa u. Proli (1969)	4	1	—	3
Mumenthaler u. v.Roll (1969)	6	2	2	2
Barbizet (1970)	1	—	1	
Fau et al. (1970)	36	13	12	11
Martin, E.A. (1970)	3	3	—	—
Martin, F. (1970)	2	—	1	1
Rossini et al. (1970)	3	—	—	3
Bodechtel u. Spatz (1971)	1	1	—	—
Cantor (1971)	1	—	1	—
Patten (1971)	1 [a]	1	—	—
Gilbert u. Benson (1972)	1	1	—	—
Robinson u. Long (1972)	3	2	1	—
Steinmetz u. Vroom (1972)	3	—	3	—
Heathfield et al. (1973)	16	9	3	4
Shuttleworth u. Wise (1973)	1	1	—	—
Vroom (1973)	10	2	8	—
Manelis u. Manelis (1973)	3	1	2	—
Ganner (1974)	6	5	—	1
Greene u. Bennett (1974)	1 [a]	—	1	—
Laplane u. Truelle (1974)	3	1	2	—
Reichenmiller (1974)	3	2	1	—
Mathew u. Meyer (1974)	13	3	9	1
Rowan u. Protass (1974)	8 [a]	4	4	—
Stevens (1974)	11	8	3	—
Vincent u. Hamati (1974)	1	1	—	—
Fogelholm et al. (1975)	35	21	10	4
Flügel (1975)	1	1	—	—

Tabelle 2 (Fortsetzung)

Autoren	Anzahl Patienten	(1) Normal	(2) Irregul., uni-/bilat. Theta- (Delta-) Aktiv. (± HSA) temporal (-basal)	(3) Allgemeinverän- derung ± diffuse Dysrhythmien ± Befunde wie unter (2)
Müller (1975)	1	–	–	1
Stein (1975)	2	1	1	–
Collard et al. (1977)	3	1	1	1
Gilbert (1978)	1	1 (Routine)	1 a/b	–
Macek (1978)	22	11	11	–
Gordon u. Marin (1979)	1	–	1 a/b	–
Kennedy et al. (1979)	7	4	3	–
Mayeux (1979)	2	2	–	–
Müller (1979)	4	3	–	1
Nausieda u. Sherman (1979)	29	28	1	–
Rowan u. Protass (1979)	10 (7 a/b)	6 (2 a/b)	4 (5 a/b)	–
Mazzucchi et al. (1980)	12	8	4	1
Eigene Fälle	20	13 FS (2)	6 (3)	1
	404	239	120	46
	100%	59%	30%	11%

a mit Nasopharyngeal-Elektroden; b Schlafableitung
PS Photostimulation; HSA hypersynchrone Potentialformen

mitgeteilten Fällen zusätzliche Gesichtspunkte, ausgenommen die von
Gilbert (1978) beschriebene Aktivierung bereits bei Schläfrigkeit über
Nasopharyngeal-Elektroden registrierter spikes and spike-and-wave-Kom-
plexe.

Den eigenen Beobachtungen entsprechend lassen auch die in der Literatur mitgeteilten EEG-Verlaufsuntersuchungen sowohl Besserungen wie
völlige Rückbildungen während und unmittelbar nach Abklingen amnestischer Episoden erhobener pathologischer Befunde erkennen (Stevens u.
Ammerman 1974). Diffuse, frontalbetonte oder generalisierte Verlangsamungen bildeten sich nach Beobachtungen von Greenlee et al. (1975) und
Collard et al. (1977) innerhalb von zwei bis drei Tagen zurück, bi- und uni-
laterale temporale Dysrhythmien innerhalb von etwa zehn Tagen (Passeri
et al. 1968; Robinson u. Long 1972; Laplane u. Truelle 1974; Adams u.
Leuschner 1976). Ähnliches ist bezüglich der Beobachtung von Rowan u.
Protass (1979) zu vermuten, die bei Nasopharyngeal-Ableitungen innerhalb
der ersten Woche nach der Episode mehr pathologische Veränderungen

Tabelle 3. EEG-Befunde bei symptomatischen amnestischen Episoden

Autoren	Anzahl Patienten	(1) Normal	(2) Irregul., uni-, bilat. temporale Theta-(Delta-)Aktiv. (± HSA) temporal (basal)	(3) Allgemeinveränderung ± diffuse Dysrhythmien ± Befunde wie unter (2)	Grundkrankheit
Whitty u. Lishman (1966)	1	–	–	1	Hypoglykämischer Ausnahme-Zustand bei Inselzelladenom
Halsey (1967)	1	1	–	–	Carotisverschluß
Kaeser u. Wüthrich (1970)	1	–	1	–	Oxychinolin-Intoxikation
Gilbert u. Benson (1972)	1	–	–	1	Diazepam-Intoxikation
Hartley et al. (1974)	1	–	1	–	Hypophysenadenom
Boudin et al. (1975)	1	–	1	–	Glioblastom (mediobasal)
Greenlee et al. (1975)	1	–	1	–	Digitalis-Intoxikation
Lisak u. Zimmermann (1977)	1	1 nach 4 Wochen		–	Hemisphärentumor
Ahmed (1978)	1	–	–	1	Mediaverschluß links und -teilverschluß rechts
Rumpl u. Rumpl (1979)	1	1	–	–	Sneddon-Syndrom

HSA   hypersynchrone Potentialformen

fanden als bei später abgeleiteten. In einem Fall von Tharp (1969) hatte sich ein während und noch 24 h nach Abklingen der amnestischen Episode nachweisbarer pathologischer EEG-Befund innerhalb der nächsten fünf Monate normalisiert. In den Fällen symptomatischer amnestischer Episoden ergeben sich ähnliche (Ahmed 1978) oder verständlicherweise umgekehrte, progrediente Verläufe (Lisak u. Zimmermann 1977) (Tabelle 3).

Die Feststellung, daß EEG-Abnormalitäten nicht unmittelbar mit den klinischen Störungen im Verlauf der Episode korrelieren, ist demnach – auch bezüglich der eigenen Beobachtungen, insbesondere im Fall 26 mit Nach- und Voruntersuchungen – nicht länger haltbar. Andererseits gibt es sicher postepisodär unverändert abnorme EEG-Befunde, die nicht mit der amnestischen Episode in Zusammenhang zu bringen sind (Jaffe u. Bender 1966; Tharp 1969).

2.5 Angiographische Befunde

Angiographische Untersuchungen der intracraniellen und zuführenden Gefäße erfolgten beim vorliegenden Patientengut mit Rücksicht auf mögliche Sekundärkomplikationen erst nach Abklingen der Episode, und zwar – mangels ausreichender klinischer Indikation oder wegen Ablehnung des Eingriffs – nur bei acht der insgesamt 27 Betroffenen. In einem weiteren Fall erfolgte die Untersuchung 6 Monate vor dem Auftreten der amnestischen Episode.

In zwei Fällen boten beidseitige Cubitalisangiogramme, einmal mit zusätzlicher Carotisdarstellung links, völlig unauffällige Befunde. In vier anderen Fällen fanden sich – je einmal mittels einer Rundumangiographie, einer Angiographie der linken A. carotis, einer Darstellung des Aortenbogens einschließlich der supraaortalen Gefäße und des Carotissystems rechts sowie einer Angiographie der Aa. carotis rechts und vertebralis links – lediglich geringfügige, nicht stenosierende Wandunregelmäßigkeiten unterschiedlicher Lokalisation im Sinne eines leichten arteriosklerotischen Gefäßprozesses. Im Fall 18 stellte sich bei einer Carotisangiographie rechts darüberhinaus ein kleines Aneurysma der A. cerebri anterior am Übergang zwischen Pars circularis und Pars ascendens dar. Lediglich im Fall 9 ließ sich anläßlich einer Cubitalisangiographie rechts einschließlich Darstellung des Halsteils und des oberen Thoraxabschnittes der eindrucksvolle Befund einer Subclaviastenose links unmittelbar am Abgang aus dem Aortenbogen mit Umkehr der Flußrichtung in der linken A. vertebralis nachweisen. Auch in diesem Falle bestand wie in den meisten anderen eine Migräne-anamnese.

Fall 9

M., Auguste, geb. 14. Januar 1921, Gemeindesekretärin.

Familienanamnese: Mutter Hypertonie, Angina pectoris und Diabetes mellitus. Vater Herzinfarkt und Hypertonus. Keine Migräne oder hirnorganischen Anfälle.

Eigenanamnese: Tonsillektomie 1943, seit 1955 Hypertonus. 1960 Bandscheibenoperation. 1968 Menopause. Seit 1966, 45jährig, in etwa vierwöchentlichen Abständen mit beschwerdefreien Intervallen anfallsweise „wahnsinnige" Kopfschmerzen, beidseits vom Nacken über die Schläfenregion nach frontal ausstrahlend, vereinzelt auch nur Hemicranien rechts, zumeist bei Wetterwechsel ohne weitere prodromale oder begleitende Beschwerden.

Spezielle Anamnese: 1974 erstmalig für etwa 3 h „Gedächtnisverlust". Sie habe mehrfach Fragen wie: „Mir ist so komisch, was ist los?" geäußert. Im Zustand selbst habe sie sich an Ereignisse des Vorabends nicht erinnern können. Die Angehörigen wurden sämtlich erkannt. Die Besserung war graduell. Sie hatte nach dem Ereignis das Gefühl, „als ob die Uhr innerhalb weniger Sekunden drei Stunden vorgegangen sei". In der Folge subjektiv leichter „Gedächtnisnachlaß".

Am 13. April 1976, einem Dienstag, Wiederholung eines solchen Ereignisses nach stärkerer psychischer Belastung während der Vortage. Morgens gegen 10.00 Uhr fiel sie zunächst durch ständiges Fragen nach der Uhrzeit auf. Bei völlig geordnetem Verhalten äußerte sie: „Ich habe wieder durchgedreht". Gegen 13.30 Uhr konnte sie sich in einem auswärtigen Krankenhaus bei der Anamneseerhebung nicht an den Geburtstag ihres 35jährigen Sohnes erinnern. Sie war unruhig und weinte. Am Folgetage völlige Rückbildung der mnestischen Störung bis auf eine Erinnerungslücke für diesen Tag und den Vortag. Beschwerden im Sinne einer Basilaris-Insuffizienz wie Schwindel oder andere Sensationen, Schwäche oder Parästhesien der Extremitäten wurden negiert. Anläßlich einer stationären Untersuchung eine Woche später neurologisch o.B. Psychopathologisch Zeichen einer geringen Merkfähigkeitsstörung. Klinisch auffällige RR-Differenz, rechts 180/100, links 120/60 mmHg bei Hypertonus. Blutchemisch Zeichen eines subklinischen Diabetes mellitus und Hyperlipidämie. Im EKG gehäuftes Auftreten monotoper ventriculärer Extrasystolen mit angedeuteter intraventriculärer Erregungsausbreitungsstörung. Cubitalis-Angiogramm rechts: Subclavia-Stenose links direkt am Abgang aus dem Aortenbogen mit Stromumkehr des Vertebralis-Kreislaufs links. Bei mehrfachen EEG-Kontrollen bis 14 Tage nach dem Ereignis unverändert linksseitiger temporo-basaler Herdbefund mit steilen Abläufen; keine Befundänderung bei Belastung des linken Armes. Photostimulation und Hyperventilation ohne Provokation hypersynchroner Aktivität. Hirnsubstanz-Szintigramm o.B. Ophthalmologischerseits Zeichen einer Arteriosklerose. Nachfolgend während des stationären Aufenthaltes einmal anfallsweise heftige Halbseitenkopfschmerzen rechts mit „merkwürdigem Geschmack im Mund" und Durchfall.

Zusammenfassung: 55jährige Gemeindesekretärin. Bei einschlägiger familiärer Belastung seit 34 Jahren Hypertonus, neuerdings subklinischer Diabetes mellitus und Hyperlipidämie. Seit dem 45. Lebensjahr, periklimakterisch beginnend, paroxysmale Cephalalgien im Sinne einer Cephalaea vasomotorica (common migraine). 53jährig erste amnestische Episode für 3 h mit verbleibenden geringen Merkfähigkeitsstörungen. 55jährig Rezidiv einer zwölfstündigen amnestischen Episode mit Rückgang im Schlaf. Angiographisch Subclavia-Verschluß links mit Stromumkehr des Vertebralis-Kreislaufs links, klinisch keine Zeichen eines Subclavian-Steal-Syndroms. Im EEG über 14 Tage unveränderter linksseitiger temporo-basaler Herdbefund. Neurologisch o.B. Bislang keine weiteren Rezidive.

Im folgenden Fall war ein halbes Jahr vor Auftreten einer amnestischen Episode im Rahmen eines „Paroxysmal-Insultes" bei Migraine accompagnée eine beiderseitige Carotisangiographie durchgeführt worden mit dem Befund stenosierender Lumenschwankungen im Bereiche beider Aa. cerebri posteriores. Aufgrund fehlender sonstiger Zeichen struktureller Gefäßveränderungen wurde hier eine funktionelle Engstellung diskutiert. Eine Kontrolle des Angiogramms anläßlich der amnestischen Episode lehnte die Patientin ab.

Fall 10

Sch., Isolde, geb. 31. Juli 1941, Geschäftsfrau.
Familienanamnese: Mutter und 41jährige Schwester leiden an einer klassischen Migräne. Nach deutlicher Intensitätsminderung der Beschwerden in den Wechseljahren machte die Mutter vor zwei Jahren bereits eine amnestische Episode durch.
Eigenanamnese: Seit dem 13. Lebensjahr klassische Migräne, zunächst vorwiegend perimenstruell, in den letzten Jahren in Abständen von zwei bis drei Monaten; unabhängig hiervon zudem anfallsweise häufiger auftretende diffuse Kopfschmerzen. Nimmt bei Bedarf Optalidon spezial und Rotavan-Sup. Bereits sechs Monate zuvor stationäre Untersuchung wegen einer unter heftigen rechtsseitigen Kopfschmerzen aufgetretenen Hemiparese links. Im EEG damals rechtsseitiger retro-temporo-occipitaler Herdbefund. Liquor o.B. Angiographisch Nachweis für das Lebensalter ungewöhnlicher, erheblich stenosierender Lumeneinschränkungen und Wandunregelmäßigkeiten beider Aa. cerebri posteriores mit Verdacht auf Gefäßspasmen.
Spezielle Anamnese: Am 9. Januar 1979, einem Dienstag, sei sie gegen 9.00 Uhr morgens auffällig geworden zunächst durch stereotype Fragen nach Datum und Uhrzeit und einer dann deutlichen „Gedächtnisstörung" mit Unruhe. Völlige Rückbildung dieses Zustandes gegen 12.00 Uhr des gleichen Tages. Am Folgetage, dem Vorstellungstage in der Klinik, gegen 9.00 Uhr morgens erneut gleiche Auffälligkeiten mit ängstlicher Unruhe. Gegen 12.30 Uhr vom Nacken aufsteigende Kopfschmerzen mit Übelkeit. Gegen 14.30 Uhr geringe Befindensbesserung mit zunehmender „Klarheit".
Befunde während der im Abklingen begriffenen Symptomatik: Psychopathologisch noch leichte Orientierungs- und Merkfähigkeitsstörungen mit retrograder Amnesie von etwa vier Tagen, begleitet von stereotypen Fragen und Bemerkungen sowie Klagen über typische Migränekopfschmerzen ohne Übelkeit, Lichtempfindlichkeit oder andere Begleitbeschwerden. Rückläufiges Verschwommensehen. Neurologisch: Angedeutete Hemianopsie nach links mit geringer spastischer Hemiparese links. EKG und EEG im amnestischen Zustand normal (!). RR 160/105 mmHg.

Zusammenfassung: 37jährige, primär aktiv-unternehmende Geschäftsfrau mit einer innerhalb von 24 h rezidivierten amnestischen Episode bei klassischer Migräne und ausgeprägter familiärer Migränebelastung. Die ebenfalls migräneleidende Mutter machte zwei Jahre zuvor auch eine amnestische Episode durch. Infolge eines sechs Monate zuvor aufgetretenen „Paroxysmal-Insultes" bestand eine Hemisymptomatik links mit Hemianopsie nach links bei unauffälligem EEG im Verlaufe der ausklingenden Episode. Angiographisch damals dringender Verdacht auf funktionelle Gefäßveränderungen beider Aa. cerebri posteriores.

Tabelle 4. Angiographische Befunde bei Patienten mit amnestischen Episoden

Autoren	Angiographische Untersuchung	Anzahl Patienten	Normal	Pathologisch
Evans (1966)	Carotis beidseits	1	1	—
Halsey (1967)	Carotis rechts	1	—	Carotis interna-Verschluß rechts mit Versorgung über linkes Carotissystem
Lou (1968)	Carotis links	1	1	—
Mumenthaler u. v. Roll (1969)	Carotis rechts	1	1	—
Fau et al. (1970)	Carotis beidseits	10	3	Generalisierter Gefäßprozeß (dreimal), Megadolicho-Carotis links (einmal), stenosierender Gefäßprozeß des extra- und intracraniellen Gefäßsystems uni- und bilateral, insbesondere Siphon (dreimal)
Martin, F. (1970)	„cerebrale Angiographie"	1	1	—
Gilbert u. Benson (1972)	Brachialis rechts	1	1	—
Robinson u. Long (1972)	Aortenbogen-darstellung	3	—	Stenosen der Carotisbifurkation (einmal 30%iger, zweimal 70%ige Lumeneinengung)
Steinmetz u. Vroom (1972)	Carotis rechts mit Kompression links	1	1	—
Kugler (1974)	Carotis rechts u. Vertebralis	4	—	Fehlbildungen hinterer Abschnitt Circulus arteriosus cerebri (Willisi), Hypoplasie A. communicans posterior
Laplane u. Truelle (1974)	Cubitalis rechts	2	—	Zartes Kaliber bzw. Wandunregelmäßigkeiten A. basilaris und rechte A. cerebri posterior
Mathew u. Meyer (1974)	Rundum-angiographie	12	—	Veränderungen im Carotis interna-Bereich (Schleifenbildungen u. Abknickungen sowie Stenosierungen im extracraniellen Verlaufsabschnitt, Stenosierungen oder Verschlüsse des intracraniellen Anteils bzw. von Hauptästen, generalisierter Gefäßprozeß), Veränderungen im vertebro-basilären Bereich

Fogelholm et al. (1975)	Aortenbogen-darstellung Carotis	12 5	5	(Schleifenbildungen, Stenosen oder Verschlüsse der Vertebralis, Aneurysma, Stenose oder Plaques der Basilaris u. A. cerebri posterior, Stenosierung oder Verschluß bzw. generalisierter Gefäßprozeß) Geringe arteriosklerotische Wandunregelmäßigkeiten ohne Stenose oder Verschluß
Stein (1975)	Carotis beidseits	1	—	Geringe Carotissiphoneinengung links
Adams u. Leuschner (1976)	Arteriographie aller Hirngefäße	3	—	Partielle Stenosierung der linken A. vertebralis am Abgang aus A. subclavia, mit Kopfhaltung veränderliche Stenosierung (Knickbildung) der linken A. vertebralis in Höhe Massa lateralis des Atlas, Hypoplasie der rechten A. vertebralis
Collard et al. (1977)	Cubitalis links	1	—	Ausgeprägte diffuse vertebro-basiläre Atheromatose
Ahmed (1978)	Rundum-angiographie	1	—	Kompletter Verschluß der linken A. cerebri media, Astverschluß der rechten A. cerebri media
Rumpl u. Rumpl (1979)	Carotis rechts	1	1	—
Ponsford u. Donnan (1980)	Vertebralis	1	—	Stenose am Abgang der rechten A. vertebralis
Mazzucchi et al. (1980)	Brachialis links	1	1	—
Eigene Fälle	Carotis rechts; Carotis links; je einmal Carotis rechts u. Vertebralis links; Cubitalis rechts; Cubitalis beidseits; Rundumangiographie; Aortenbogendarst. mit Carotis rechts; Cubitalis beidseits u. Carotis links; Carotis beidseits	9	2 Cubitalis beidseits (1 x mit Carotis links)	In 6 Fällen geringer arteriosklerotischer Gefäßprozeß (davon je einmal zusätzlich Subclaviastenose links, kleines Aneurysma A. cerebri anterior). In einem Fall beidseits spastische (?) stenosierende Veränderung beider Aa. cerebri posterior (Befunde 6 Monate vor amnestischer Episode)
Insgesamt		73	17	

Entsprechend dem eigenen Vorgehen erfolgten die meisten der auch in der Literatur mitgeteilten angiographischen Untersuchungen erst nach Abklingen der Episode (Tabelle 4). Dabei wurden zumeist ein- oder doppelseitige Carotisangiographien durchgeführt. Nur in wenigen Fällen erfolgten Aortenbogen- (Robinson u. Long 1972; Fogelholm et al. 1975), Brachialis- (Gilbert u. Benson 1972; Collard et al. 1977), Vertebralis- (Laplane u. Truelle 1974; Ponsford u. Donnan 1980) oder Rundumangiographien (Martin, F. 1970; Mathew u. Meyer 1974; Adams u. Leuschner 1976; Ahmed 1978).

Von 73 einschließlich der eigenen in dieser außerordentlich unterschiedlichen Weise angiographisch untersuchten Patienten zeigten 17, einschließlich des Falles mit 8 Rezidiven bei Sneddon-Syndrom (Rumpl u. Rumpl 1979), Normbefunde. Die pathologischen Veränderungen bestanden zumeist in wenig ausgeprägten generalisierten Gefäßveränderungen (Fau et al. 1970; Fogelholm et al. 1975) bzw. geringen umschriebenen Wandveränderungen wie Siphoneinengung links (Stein 1975) und Wandunregelmäßigkeiten im Bereich der A. basilaris und A. cerebri posterior (Laplane u. Truelle 1974). Stärkere Gefäßstenosierungen und -verschlüsse im Carotis-interna- und Vertebralis-Basilaris-Strombahngebiet beschrieben Halsey (1967), Fau et al. (1970), Robinson u. Long (1972) und Collard et al. (1977), besonders eindrücklich Mathew u. Meyer (1974), Ahmed (1978) und Ponsford u. Donnan (1980). Darüber hinaus fanden sich anlagebedingte Gefäßabnormitäten wie zartes Basilaris-Kaliber (Laplane u. Truelle 1974), Hypoplasie bzw. Aplasie der A. communicans posterior (Kugler 1974) oder Megadolicho-Carotis links (Fau et al. 1970).

In einigen Fällen amnestischer Episoden als Komplikation einer angiographischen Untersuchung konnten angiographische Befunde unmittelbar vor oder während der Episode erhoben werden (Tolosa u. Gumnit 1973; Taillandier u. Moene 1974; Tribolet et al. 1975). So traten bei selektiven Katheter-Angiographien der A. vertebralis 30 s bis wenige Minuten nach Injektion des Kontrastmittels in zwei Fällen amnestische Episoden auf, in sechs Fällen mit zusätzlicher passagerer Rindenblindheit. Angiographisch fanden sich dabei nur in zwei Fällen geringe Zeichen eines generalisierten cerebralen Gefäßprozesses. Der Befund in den restlichen vier Fällen war völlig unauffällig, insbesondere ohne Zeichen eines Verschlusses, einer Embolisierung oder eines Gefäßspasmus (Tribolet et al. 1975). In einem Fall von Tolosa u. Gumnit (1973) erfolgte eine Rundumangiographie wegen einer vorausgegangenen amnestischen Episode. Unmittelbar nach Abschluß der Untersuchung, die einen Verschluß beider Aa. cerebri posteriores ergab, kam es zu einem irreversiblen amnestischen Syndrom (amnesic stroke). Taillandier u. Moene (1974) berichten über eine amnestische Episode ohne Sehstörungen 30 min nach einer Femoralis-Angiographie wegen transitorischer Hemianopsie. Angiographisch war dabei lediglich eine nicht pathologisch zu wertende zarte A. communicans posterior aufgefallen.

2.6 Sonstige klinische und laborchemische Daten

Röntgenbefunde des Schädels und der Halswirbelsäule in der vorliegenden Kasuistik ergaben außer vereinzelten Hinweisen auf eine HWS-Osteochondrose keine Besonderheiten. In der Literatur werden in den untersuchten Fällen zumeist altersentsprechende degenerative Veränderungen beschrieben (Manelis u. Manelis 1973; Reichenmiller 1974; Vincent u. Hamati 1974; Fogelholm et al. 1975). Hinweise auf Anomalien des cervico-occipitalen Übergangs beschreibt lediglich Stutte (1976) in drei von insgesamt acht Fällen amnestischer Episoden.

Den vorliegenden Untersuchungsergebnissen entsprechend ergeben auch hirnsubstanzszintigraphische (Collard et al. 1977; Gilbert u. Benson 1972; Erkulvrawatr et al. 1979) und pneumencephalographische Untersuchungen (Evans 1966; Ganner 1974) in der Regel keine Besonderheiten. Nur in symptomatischen Einzelfällen finden sich Hinweise auf eine geringe innere und/oder äußere Hirnatrophie (Lou 1968; Pazzaglia u. Rebucci 1969) bzw. temporal beidseits (Flügel 1975), passager rechtsseitig temporal (Steinmetz u. Vroom 1972), rechtsseitig occipital (bei Verschluß beider Aa. cerebri posteriores, Tolosa u. Gumnit 1973) oder linksseitig parietotemporal (cerebrale Raumforderung, Lisak u. Zimmermann 1977) herdförmig vermehrte Speicheraktivität im Hirnsubstanzszintigramm. Auch cerebrale computertomographische Befunde sind immer o.B. (Kennedy et al. 1979; Erkulvrawatr et al. 1979; Gordon u. Marin 1979; Mayeux 1979), ausgenommen die symptomatischen Formen bei einer Raumforderung mit Kompression des Occipitalhorns links (Lisak u. Zimmermann 1977), einer Atrophie im Versorgungsbereich der A. cerebri media rechts (Rumpl u. Rumpl 1979) und eines Falls mit Infarktzeichen rechtsseitig retrotemporal (Ahmed 1978).

Auch elektrocardiographische Untersuchungen sind bis auf seltene Zeichen einer Linksherzbelastung (Martin E.A. 1970) und Extrasystolie oder ischämische ST-Senkung (Fogelholm et al. 1975; Kennedy et al. 1979) in den meisten Fällen unauffällig. In dem von Greenlee et al. (1975) mitgeteilten symptomatischen Fall einer amnestischen Episode bei Digitalis-Intoxikation fand sich eine Sinus-Bradycardie um 49/min mit intermittierender AV-Dissoziation.

Von sieben während einer amnestischen Episode elektrocardiographisch untersuchten Patienten der vorliegenden Kasuistik boten fünf normale Befunde und je einer einen – mit einem Sympathicotonus zu vereinbarenden – erniedrigten ST-Abgang bzw. einzelne supraventriculäre und ventriculäre monotope Extrasystolen mit kurzfristigem Knotenersatzrhythmus. Unter den übrigen, erst nach Abklingen der Episode abgeleiteten, EKGs waren zehn o.B. Die übrigen zeigten in je zwei Fällen einen inkompletten Schenkelblock bzw. einzelne supraventriculäre und ventriculäre monotope Extrasystolen und in je einem Falle eine mäßige Erregungsrückbildungsstörung, eine Sinusarrhythmie mit unterschiedlicher Vorhofkonfiguration (Sinusknotensyndrom), Zeichen eines alten Vorderwandinfarktes und einen mit einem Sympathicotonus zu vereinbarenden erniedrigten ST-Abgang. In drei Fällen wurde kein EKG abgeleitet.

Bei sieben Patienten der vorliegenden Kasuistik mit normalen bzw. hypotonen Blutdruckausgangswerten und in einem Falle eines labilen Hypertonus zeigten sich im amnestischen Zustand jeweils deutliche Blutdruckerhöhungen, in drei weiteren Fällen jedoch unverändert normale Werte. Bei allen erst nach Abklingen der Episode untersuchten Patienten bestand zu gleichen Teilen ein Normo- bzw. labiler Hypertonus. Ein Blutdruckabfall im amnestischen Zustande wurde im vorliegenden Patientengut nicht beobachtet. Diesen Befunden entsprechend weisen auch die Literaturmitteilungen auf eine relativ häufige pathologische Erhöhung normaler Blutdruckausgangswerte während der Episode hin (Vincent u. Hamati 1974; Collard et al. 1977; Rosenberg 1979; Erkulvrawatr et al. 1979; u.a.). Nur selten zeigt sich ein Blutdruckabfall (Shuttleworth u. Wise 1973). In einem von Mazzucchi et al. (1980) beschriebenen Fall kam es nach initialem Anstieg auf hypertone Blutdruckwerte während der Episode unter kurzem synkopalem Bewußtseinsverlust zu einem Abfall des systolischen Drucks auf 80 mmHg. Hypertone Ausgangswerte verändern sich zumeist nicht oder nur wenig ausgiebig (Tharp 1969; v.Roll 1970; Manelis u. Manelis 1973). Fogelholm et al. (1975) fanden in 16 von 23 Fällen (70%) erhöhte Werte (160/100 mmHg und mehr) während der Episode. Nach Abklingen der Episode boten sich bei 12 seiner Patienten (52%) niedrigere, bei 5 Patienten (22%) gleiche und bei 6 Patienten (26%) höhere Werte als während der amnestischen Episode.

Den vorliegenden Untersuchungsergebnissen entsprechend ist auch der Liquor in der Gesamtkasuistik amnestischer Episoden bis auf wenige Einzelfälle (Fisher u. Adams 1964; Laplane u. Truelle 1974) mit geringer unspezifischer Eiweißvermehrung (maximal 87 mg%) einschließlich der luesspezifischen Reaktionen, immer normal. Serum-Laborwerte wie Elektrolyte, Glucose, Elektrophoresebanden, Emzymaktivitäten, Lipide, Kreatinin, Harnstoff und Cardiolipin sowie Urinstatus und Blutbild sind mit wenigen Ausnahmen immer regelrecht. Abgesehen von den insoweit isolierten Beobachtungen Mathews u. Meyers (1974) ergaben sich auch nach den

Literaturangaben nur in Einzelfällen Hinweise auf eine diabetische Stoffwechsellage und Hypercholesterinämie (Poser u. Ziegler 1960; Reichenmiller 1974; Fogelholm et al. 1975), Hyperuricämie (Reichenmiller 1974) und Polycytämie (Poser u. Ziegler 1960). Ganner (1974) wies in einem seiner Fälle regelrechte Adrenalin- und Noradrenalinwerte im Serum nach. Leicht erhöhte Cholesterin- bzw. Lipidwerte fanden sich im vorliegenden Krankengut in zwei Fällen, ein oral gut eingestellter Diabetes mellitus und gering erhöhte Serumharnstoffwerte mit leichter Hypokaliämie infolge leichter chronischer Pyelonephritis in je einem weiteren Fall.

3 Epidemiologie

3.1 Alters- und Geschlechtsverteilung, konstitutionelle und biographische Daten

Von insgesamt 27 untersuchten Patienten waren 19 weiblichen und 8 männlichen Geschlechts. Dieses Verhältnis mit einer weiblich überproportionierten Verteilung zeigt sich auch bei größeren Fallzahlen der Einzelmitteilungen in der Literatur (Shuttleworth u. Morris 1966; Cortigiani u. Lusini 1967; Godlewski 1968; Vallat 1968; Fogelholm et al. 1975; Rowan u. Protass 1979). Fau et al. (1970) und Schott (1969), die offenbar die Fälle von Guyotat u. Courjon (1956) und Couteaud (1964) zusammenfaßten, ebenso Nausieda u. Sherman (1979) und Stevens u. Ammerman (1974) weisen hingegen auf eine etwa proportionale Geschlechtsverteilung hin. Bei den Fällen von Fisher u. Adams (1964), Heathfield et al. (1973), Mazzucchi et al. (1980) und Mumenthaler et al. (1980) wiederum handelte es sich anteilig um mehr männliche Patienten. Eine entsprechende männlich überproportionale Verteilung mit einem Verhältnis von 4:3 ermittelte auch Rollinson in seiner Literaturstudie (1978).

Bezüglich des Alters bei Erstmanifestation amnestischer Episoden verteilen sich die Betroffenen der vorliegenden Kasuistik wie folgt (Lebensalter in Klammern):

1 (37), 2 (48), 1 (49), 1 (50), 1 (52), 2 (53), 4 (54), 1 (55), 2 (58), 2 (59), 2 (60), 2 (62), 1 (66), 2 (67), 1 (68), 1 (69), 1 (73). Das Durchschnittsalter liegt bei 57 Jahren (Abb. 3).

In der Literatur werden ähnliche Zahlen mitgeteilt. (Rollinson 1978: 34–92 Jahre, Durchschnittsalter 55 Jahre; Mumenthaler et al. 1980: 24–73 Jahre, Manifestationsgipfel zwischen 50. und 60. Lebensjahr; Mazzucchi et al. 1980: 41–66 Jahre, durchschnittlich 57 Jahre.) Etwa 75% der Betroffenen sind in einem Alter zwischen 50 und 70 Jahren. Der Gauss-Normalverteilung entsprechend ist die Zahl der unter 50- und über 70jährigen etwa gleich. Der jüngste Patient in der Literatur ist 18 (Vroom 1973), der älteste 92 Jahre alt (Mathew u. Meyer 1974). Amnestische Episoden sind demnach als flüchtige Erscheinungsformen den amnestischen Psychosyndromen vorwiegend des mittleren und höheren Lebensalters (Haase 1959) zuzurechnen.

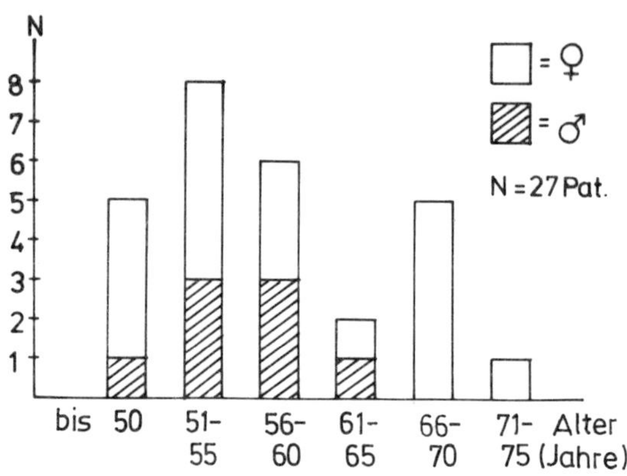

Abb. 3. Amnestische Episoden. Alters- und Geschlechtsverteilung (n = 27)

In überzufälliger Häufung erscheint der größere Teil der Betroffenen nach der Fremd- und Eigenbeurteilung impulsiv, vielseitig interessiert, teilweise leicht erregbar, psychisch instabil und zu depressiven Verstimmungen neigend. Eine Objektivierung dieser Einschätzung mittels einer speziellen testpsychologischen Persönlichkeitsdiagnostik erfolgte nicht. Sie findet sich jedoch in den Literaturmitteilungen bestätigt. Hiernach handelt es sich meist um dynamisch-hyperaktive (Godlewski 1968; Schott 1969; v. Roll 1970; Ganner 1974), mangelhaft entspannungsfähige (Fisher u. Adams 1964; Costa u. Proli 1969; Pazzaglia u. Robucci 1969) sowie bisweilen ängstliche und leicht zwanghafte Menschen (Laplane u. Truelle 1974). Der Intelligenzquotient ist nach Untersuchungen von Mazzucchi et al. (1980) durchschnittlich höher als der einer Kontrollgruppe.

Häufig sind es Personen in verantwortlicher Tätigkeit, Selbständige oder durch Beruf und Nebenverpflichtungen Überlastete. So finden sich unter den Betroffenen ungewöhnlich viele mit akademischen Berufen (Lehrer, Ingenieure, Ärzte, Juristen, Schriftsteller, Wissenschaftler, Schauspieler) und geschäftlich bzw. unternehmerisch tätige Personen oder deren Ehepartner (siehe hierzu die Kasuistiken von Guyotat u. Courjon 1956; Bender 1960; Fisher u. Adams 1964; Evans 1966; Mumenthaler u. v. Roll 1969; Bodechtel u. Spatz 1971; Ganner 1974). Personen mit vorwiegend manueller Berufstätigkeit sind relativ weniger betroffen.

Im eigenen Patientengut waren unter den männlichen Patienten zwei als Lehrer und die übrigen als Schriftenmaler, Polizeibeamter, Betriebsschlosser, Fabrikant, Postinspektor und Berufskraftfahrer tätig. Unter den berufstätigen weiblichen Patienten waren drei Sekretärinnen, zwei Lehrerinnen und je eine Angestellte und Geschäftsfrau. Von den nicht bzw. nicht mehr berufstätigen weiblichen Patienten hatten drei einen Unternehmer, zwei einen technischen bzw. kaufmännischen Angestellten, zwei einen Arbeiter und je eine einen Lehrer, Ingenieur, Beamten und Hoch-

schullehrer zum Ehegatten. Zwei alleinstehende, nicht berufstätige Patien-
tinnen gingen intellektuellen Interessen nach. Von den Frauen waren
13 verheiratet, 3 ledig, 2 verwitwet.

Zum Zeitpunkt der Erstmanifestation amnestischer Episoden befand
sich ein Großteil der weiblichen Betroffenen — ausgenommen eine 37jäh-
rige Frau und zwei Frauen im Präklimakterium — in der Menopause,
davon drei erst seit wenigen Monaten (Abb. 4). Eine Häufung eines
bestimmten Konstitutionstyps ließ sich nicht nachweisen. Auch die Hän-
digkeit ist ohne Einfluß.

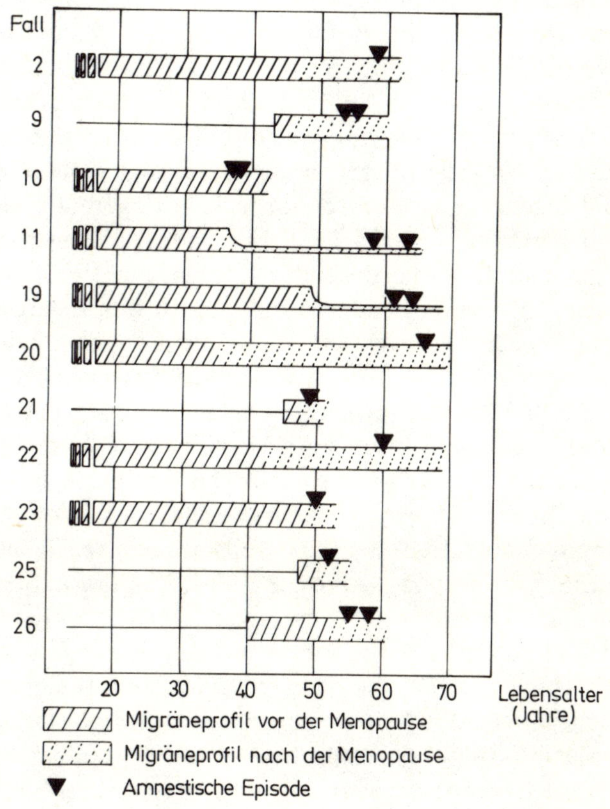

Abb. 4. Amnestische Episoden, Migräneprofil und Manifestationszeitpunkt in Abhän-
gigkeit vom Eintritt der Menopause

42

3.2 Vorerkrankungen

Fisher u. Adams (1964), ebenso Stevens u. Ammerman (1974) und Fogelholm et al. (1975) weisen auf die im allgemeinen bemerkenswert gute Gesundheit der Betroffenen hin. Das Fehlen von Arteriosklerose-Risikofaktoren wird von Müller (1979) ausdrücklich betont.

Abweichend hiervon haben Mathew u. Meyer (1974) unter ihren 14 Patienten mit amnestischen Episoden 11 mit verschiedenen Kombinationen klinischer Herzkranzgefäßstörungen, 9 mit Hypertonus, je 4 mit Hyperlipidämie und Diabetes mellitus und 13 mit einem oder mehr der genannten Risikofaktoren bei angiographisch nachgewiesenen arteriosklerotischen cerebralen Gefäßveränderungen beschrieben. Ähnliche Mitteilungen macht Rollinson (1978) in seiner Literaturstudie.

Diese Angaben sind jedoch für die Gesamtkasuistik nicht repräsentativ. Hypertone Ausgangswerte sind im vorliegenden Krankengut zwar mit 25% überrepräsentiert, in der Literatur jedoch nur mit etwa 10% der Betroffenen vertreten (Schott 1969; Fogelholm et al. 1975; Müller 1979; Mumenthaler et al. 1980). Ein diätetisch behandelter Diabetes mellitus fand sich in der vorliegenden Kasuistik in 3 Fällen, einmal mit Hyperlipidämie. In je einem anderen Falle hatte sich 8 Jahre vor dem Auftreten der amnestischen Episode ein Herzinfarkt ereignet bzw. 3 Wochen vorher eine passagere diffuse Gesichtsfeldeintrübung mit diffusen Kopfschmerzen. Im Fall 10 war 6 Monate zuvor im Rahmen einer Migraine accompagnée ein „Paroxysmal-Insult" mit Hemiparese links aufgetreten.

Ähnliche, auch in der Literatur vereinzelt beschriebene flüchtige neurologische und psychopathologische Sensationen in der Vorgeschichte amnestischer Episoden sind teils vasculärer Genese wie episodische Sehstörungen (Rowan u. Protass 1974; Mathew u. Meyer 1974) und Amaurosis fugax (Stevens u. Ammerman 1974) oder Symptome eines temporalen Anfallsgeschehens, wie sie in wenigen Einzelfällen u.a. von Evans (1966), Martin, E. (1970), Kennedy et al. (1979) mitgeteilt wurden. Entsprechende Befunde werden jedoch einschließlich Adipositas, Zustand nach Subarachnoidalblutung, Myokardinfarkt und leichten cerebralen Insulten mit einer für die Gesamtbevölkerung durchschnittlichen Häufigkeit gefunden.

Bei 13 der insgesamt 27 Patienten der vorliegenden Kasuistik boten sich in Übereinstimmung mit den Angaben in der Literatur hingegen Hinweise auf depressiv oder dysphorisch-ängstlich getönte Versagens- und Verstimmungszustände oder Schlafstörungen in Zusammenhang mit dem Auftreten der Episoden oder in deren unmittelbarem Vorfeld. Darüber hinaus fanden sich 3mal ein Hypotonus, 2mal Magenschleimhautentzündungen, 5mal rezidivierende Ulcera duodeni oder Magenulcus (einmal mit Magenteilresektion) und 3mal somatisierte funktionelle Wirbelsäulenbeschwerden.

Bei 16 Patienten, d.h. in über 50% der vorliegenden Fälle, bestand eine Migräne in der Vorgeschichte, davon 9mal klassische Migräne (8mal seit der Jugend, einmal präklimakterisch einsetzend, alle mit identischer familiärer Belastung), 6mal Cephalaea vasomotorica (common migraine, einmal seit der Jugend mit identischer familiärer Belastung, 5mal präklimakterisch bzw. um das 40. Lebensjahr beginnend mit und ohne familiäre Belastung) und einmal ausgeprägte familiäre Migränebelastung ohne eigene Migräne. In 3 Fällen einer von Jugend an bestehenden klassischen Migräne kam es mit der Menopause bzw. mit der beginnenden Involution zu einem deutlichen Rückgang der Migränehäufigkeit oder lediglich zum Auftreten von paroxysmalen Flimmerskotomen ohne Kopfschmerzen (Definition nach dem Diagnoseschema des Migraine Trust und des Adhoc Committee on Classification of Headache).

Bei drei der insgesamt elf Fälle mit familiärer Migränebelastung ergaben sich darüber hinaus Hinweise auf Epilepsie in der engeren Verwandtschaft (Fall 11, 20 und 25). In zwei weiteren Fällen bestand ein M. Raynaud seit der Jugend, in vier Fällen eine Allergiebereitschaft (Fall 14, 24, 26 und 27), in zwei Fällen Ohnmachtsneigung (Fall 17 und 26) und in einem Falle ein Hyperventilationssyndrom (Fall 14).

Fall 11

K., Johanna, geb. 11. Mai 1914, Geschäftsfrau, Ehefrau eines Unternehmers.
Familienanamnese: Vater, zwei Tanten väterlicherseits, die Mutter, zwei ältere Schwestern, ein Bruder und die Tochter der Patientin haben eine Migräne, eine Cousine väterlicherseits „Epilepsie".
Eigenanamnese: Etwa seit dem 20. Lebensjahr anfallsweise, meist links, gelegentlich auch rechtsseitige klassische Migräne über zwei bis drei Tage, in den folgenden Lebensjahren oft menstruationsabhängig. Mit der Menopause 1951 deutliche Frequenzminderung mit Intervallen von zwei bis sechs Wochen. Regelmäßige Analgetika-Einnahme. 1955 Ovarektomie wegen cystischer Ovarien. 1961 wegen chronischer Magenulcera Ulcuskur. Seit 15 Jahren Lumbago.
Primärpersönlich ehrgeizig, energisch, dabei empfindlich und reizbar, cyclothyme Wesensart. In den letzten fünf Jahren geschäftlich stark überlastet. Seitdem depressiv, interesseloser und rasch überfordert.
Spezielle Anamnese: Am 17. November 1976, Buß- und Bettag, nach starker emotionaler Erregung und unter rechtsseitigen Kopfschmerzen und Atembklemmung mit Herzdruck, fällt sie um 11.00 Uhr morgens durch eine völlig ungewohnte Vergeßlichkeit und Erinnerungsstörung auf: „Was wollte ich am Schreibtisch?", "Wann warst Du in Frankfurt?" (gestern!) „Wer ist Frau S.?" (Aushilfe im Geschäft!). „Wie komme ich aufs Sofa?" Erinnert sich weder an den Arztbesuch vor wenigen Minuten noch an den Standort des Druckereibetriebes, den sie seit 22 Jahren kennt. Sie wiederholt trotz Beantwortung mehrfach gleiche Fragen, verhält sich im übrigen unauffällig, erkennt die Angehörigen und zeigt sich in der Wohnung orientiert. Dieser Zustand habe sich gegen 13.00 Uhr des gleichen Tages rasch normalisiert mit einer nachfolgenden kompletten Erinnerungslücke für diese zwei Stunden.
Eine erste neurologische und psychiatrische Untersuchung 2 h später ergab unauffällige Befunde. EEG- und Liquorbefund am Folgetag o.B. Neuropsychiatrisch auch in der Folgezeit unauffällig, einschließlich der mnestischen Funktionen. Im EKG Sinus-

44

arrhythmie mit unterschiedlichen Vorhofkonfigurationen (Sinusknotensyndrom).
RR 140/90 mmHg.
Ein ähnliches Ereignis hatte bereits vier Jahre zuvor zur stationären Aufnahme geführt.
Damals, am 22. April 1972, einem Sonntag gegen 19.00 Uhr, heftige, relativ plötzli-
che beidseitige nackenbetonte Kopfschmerzen nach einer Hustenattacke. Anschließend
eine amnestische Episode („Ich weiß nichts mehr! Bei mir ist doch alles weg."), die sich
im Nachtschlaf verlor. Liquor damals artefiziell blutig. Neurologische und hirnsubstanzszintigraphische Befunde unauffällig, EEG zunächst ebenfalls. Bei einer Rundumangiographie bis auf Zeichen eines geringen arteriosklerotischen cerebralen Gefäßprozesses
keine Besonderheiten, insbesondere keine Gefäßfehlbildungen. EEG drei Wochen später: Linksseitiger temporo-occipitaler Herdbefund in Form einer kontinuierlichen
polymorphen Delta-Aktivität mit Normalisierung innerhalb von drei Monaten.

Zusammenfassung: 64jährige, primär hyperthyme, energische, chronisch
überlastete Geschäftsfrau mit seit ihrer Jugend bestehender, seit der Menopause deutlich rückläufiger klassischer Migräne. Ausgeprägte familiäre
Belastung mit Migräne und Epilepsie. 58- und 64jährig jeweils amnestische
Episode. Ein bei dem ersten Ereignis bestehender Verdacht einer Subarachnoidalblutung bestätigte sich nicht. Angiographisch bis auf Zeichen eines
geringen arteriosklerotischen cerebralen Gefäßprozesses keine Besonderheiten. Klinisch-neurologisch und psychopathologisch einschließlich des
EEG-Befundes und der Liquorkontrolle anläßlich der letzten amnestischen
Episode o.B.

Fall 12

F., Josef, geb. 2. Juli 1913, pensionierter Polizeibeamter.
Familienanamnese: Keine familiären Belastungen mit Migräne oder hirnorganischen
Anfällen.
Eigenanamnese: Seit seiner Jugend Beschwerden im Sinne eines M. Raynaud. 1967
Herzinfarkt. Kein Hypertonus, kein Diabetes mellitus.
Spezielle Anamnese: Bereits ein Jahr zuvor vierstündige amnestische Episode ohne
weitere Begleitsymptomatik. Am 16. Juli 1975, einem Mittwoch, von 7.00—14.00 Uhr
als Fahrer eines PKW unterwegs, dabei völlig verkehrsgerechtes und auch den Mitfah-
rern unauffälliges Verhalten. Am Zielort mehrfache Erkundigungen nach dem Standort seines Wagens, wobei eine völlige Erinnerungslücke für die Fahrzeit von 7 h deutlich wurde. In der Folge intermittierende kurzdauernde Schwäche des linken Armes.
Untersuchung fünf Tage später: leichte Pronationstendenz des linken Armes. Psychischer und elektroencephalographischer Befund unauffällig. Stationäre Nachuntersuchung 14 Tage später: im psychischen Querschnitt ruhig und zurückhaltend ohne sonstige Auffälligkeiten. Neurologisch regelrecht. RR 160/90 mmHg. Im EKG Zeichen
eines alten Vorderwandinfarktes. Bei der Aortenbogendarstellung Hinweise auf geringfügige, nicht stenosierende Plaque-Bildungen am Truncus brachiocephalicus sowie der
A. carotis communis links; die rechte A. carotis communis zeigte sich einschließlich
der A. vertebralis beidseits ohne Besonderheiten. Im Carotisangiogramm rechts zeigte
sich ein etwas vermehrt geschlängelter Verlauf der intrakraniellen Gefäße, sonst keine
Besonderheiten. Laborchemische Befunde (Blutzucker, Triglyceride, Cholesterin,
Harnsäure, Kreatinin, Harnstoff und Rheumafaktoren, Blutbild und Urinbefund) o.B.
Kurz nach der Entlassung im August 1975 akute und seitdem irreversible homonyme
Hemianopsie nach links.

Zusammenfassung: 62jähriger pensionierter Polizeibeamter mit einem seit Jugend bestehenden M. Raynaud. Erste amnestische Episode von etwa 4 h Dauer im 61. Lebensjahr, nunmehr siebenstündiges Rezidiv einer amnestischen Episode anläßlich einer längeren PKW-Fahrt. Nachfolgend intermittierende passagere Schwäche des linken Armes mit noch nachweisbarer leichter Pronationstendenz, im psychischen Querschnitt keine Besonderheiten. EEG o.B. Angiographisch Zeichen eines generalisierten leichten arteriosklerotischen cerebralen Gefäßprozesses. Vier Wochen später irreversible homonyme Hemianopsie nach links, kein weiteres Amesierezidiv.

Fall 13

M., Elisabeth, geb. 4. März 1903, Hausfrau.
Familienanamnese: In der Familienumgebung Häufung von „Kreislaufbeschwerden", sonst keine Besonderheiten, keine Migräne oder hirnorganische Anfälle.
Eigenanamnese: Seit ihrer Jugend Beschwerden im Sinne eines M. Raynaud, besonders bei Kälteexposition der Hände und Finger. 1969 Bestrahlung eines „heißen Knotens" der Schilddrüse, seitdem leichter Bückschwindel und Ohnmachtsneigung. Primärpersönlich hyperthym, energisch und vielseitig, insbesondere an philosophischen Fragestellungen interessiert.
Spezielle Anamnese: In den letzten Monaten — im Rahmen einer stärkeren psychischen Anspannung — depressiv und leistungsgemindert. Am 7. April 1976, einem Mittwoch, nachdem sie Torf und Wasser mischte, Klagen über schmerzend kalte Hände, die sie durch Baden in warmem Wasser behandelte. Unmittelbar danach, etwa gegen 17.00 Uhr, plötzlich allgemeines Schwäche- und „Elends"-Gefühl. Nach fremdanamnestischen Angaben habe sie dabei ins Leere gestarrt und in der Folge wiederholt nach alltäglichen Dingen gefragt: „Was soll ich tun? Was ist los? Ich weiß nichts mehr." Sie bezeichnete dabei seit Jahren in ihrem Besitz befindliche Gegenstände als neu und unbekannt, agierte jedoch völlig unauffällig. Sie erkannte ihre Angehörigen und bemerkte betroffen ihre mnestische Behinderung. Vier Stunden nach Beginn der Episode vermischten sich Erlebnisse und Eindrücke ihrer Kindheit mit der Gegenwart, sie sprach eine bislang bei ihr ungewohnte heimatliche Mundart. Nach gradueller Rückbildung der amnestischen Episode gegen Abend war sie am folgenden Morgen unauffällig. Nachfolgend etwa 14 Tage lang Klagen über ein vorwiegend linksseitiges leicht „schmerzhaftes Krampfgefühl im Kopf", dabei insgesamt leichter erschöpfbar.
Nachuntersuchung drei Wochen später: Im EEG paroxysmale unregelmäßige Verlangsamung links mehr als rechts. Ambulante Nachuntersuchung weitere drei Wochen später: Normalisierung des EEG-Befundes. Psychisch einschließlich mnestischer Funktionen o.B., rüstig und antriebsreich. Neurologisch geringe Anisokorie (rechts > links) bei Dunkeladaptation (alt?). RR 145/90 mmHg. Keine Herzrhythmusstörungen, keine pathologischen Agglutinine. Bislang kein Rezidiv.

Zusammenfassung: 73jährige, primär hyperthyme, geistig rege Frau, seit ihrer Jugend M. Raynaud. Fünfstündige amnestische Episode nach Kälte-Wärme-Exposition der Hände, nachfolgend Hemikranie links. Neben der typischen aktuellen Symptomatik ungewöhnliche Aktualisierung von Inhalten des Altgedächtnisses im amnestischen Zustand. Nachfolgend psychisch und neurologisch ohne Besonderheiten, im EEG paroxysmale unregelmäßige Verlangsamung beidseits mit Rückbildung innerhalb von sechs Wochen nach dem Ereignis. Kein Rezidiv.

46

Fall 14

H., Irmgard, geb. 6. September 1922, Hausfrau und Ehefrau eines Hochschullehrers.
Familienanamnese: Eltern beide Hypertonus, sonst keine Besonderheiten.
Eigenanamnese: Als Kind Masern, Mumps, Windpocken und Keuchhusten. Seit ihrer
Kindheit Allergiebereitschaft gegenüber verschiedensten Substanzen. 1945 schwere
Scharlacherkrankung mit anschließendem Gelenkrheuma und Herzmuskelbeteiligung.
1970 Virusgrippe. Nach zunächst immer niedrigem Blutdruck seit ca. sechs Monaten
Hypertonus. Seit zwei bis drei Jahren prämenstruell jeweils depressive Verstimmung,
seit sechs Monaten leichte Schlafstörungen und nachlassende Leistungsfähigkeit. Seit
einigen Monaten unregelmäßige Menstruationsblutungen. Primärpersönlich gesellig und
aktiv, jedoch zu depressiven Verstimmungen neigend. Hobby: Gartenarbeit.
Spezielle Anamnese: Vor ca. 15 Jahren erstmals im Gebirge typisches Hyperventilationssyndrom; in Zusammenhang damit — für Dritte unauffällig — zweistündige Erinnerungslücke. Am 7. Juli 1977, einem Donnerstag, habe sich Ähnliches ereignet. Sie sei
gegen 6.30 Uhr aufgestanden nach einem wegen erhöhter Außentemperatur gestörten
Nachtschlaf. Nach dem Frühstück gegen 7.30 Uhr habe sie selbst eingemachte Beeren
nicht erkannt und ständig wiederholend gefragt: „Wer hat das gemacht? Was haben wir
heute für einen Tag? Der Wievielte ist heute? Was habe ich gestern gemacht? Was ist mit
mir los?" Sie habe sich auch nicht an das Beerenpflücken am Nachmittag des Vortages
erinnert. Sie habe dabei blaß, etwas langsamer als gewöhnlich und ratlos gewirkt.
Gegen 15.30 Uhr langsame Besserung des Zustandes mit Rückgang der Merkleistungsstörungen und der Fragestereotypien. Gegen 19.00 Uhr des gleichen Tages Rückgang
auch der den Vortag betreffenden retrograden Amnesie. Sie sei nachfolgend etwas
ängstlich und unruhig geworden mit flüchtig aufsteigenden Kribbelparästhesien der
Extremitäten. Kurzzeitig diffuse Kopfschmerzen am Abend. Am folgenden Morgen
war sie dann völlig unauffällig und beschwerdefrei bis auf eine Erinnerungslücke für
die Zeit von 5.00–15.30 Uhr des Vortages.
Eine Woche später psychisch und neurologisch bis auf vegetative Stigmata o.D. EEG in
Ruhe, unter Hyperventilation und Photostimulation regelrecht. Auch internistischer-
seits bis auf einen Hypertonus (165/100 mmHg) einschließlich EKG o.B.

Zusammenfassung: 54jährige Frau mit Allergiebereitschaft und hyperven-
tilations-tetanischem Syndrom in der Vorgeschichte. Neigung zu perimen-
strueller Verstimmung. Spontane, ca. zehnstündige amnestische Episode
mit nachfolgenden diffusen Kopfschmerzen im Klimakterium. Bis auf
einen Hypertonus und vegetative Stigmata psychisch, neurologisch und
allgemein-körperlich einschließlich EKG und EEG-Untersuchungen o.B.
Vor 15 Jahren — während eines Hyperventilationssyndroms — bereits
zweistündige amnestische Episode.

Entsprechende Hinweise auf vasomotorische oder psychovegetative
Störungen im Vorfelde amnestischer Episoden wie M. Raynaud, synkopale
Zustände oder Allergiebereitschaft werden auch in der Literatur beschrieben (Godlewski 1968; Schott 1969). Besonders hervorzuheben ist die von
Vroom (1973) und neuerlich auch von Caplan et al. (1978) bestätigte
Häufung einer Migräne bzw. migräniformer Kopfschmerzen in der Vorgeschichte und Familienanamnese. Einschließlich der vorliegenden Beobachtungen und entsprechenden Mitteilungen in der Literatur sind inzwischen
61 Fälle amnestischer Episoden bei Migräne bekannt, d.h. ein Anteil von

über 16% der etwa 400 ausgewerteten Einzelkasuistiken bei einer durchschnittlichen Migränehäufigkeit von 2,5 bis maximal 8% der Bevölkerung. Diese Beobachtungen ergänzend wurde erst kürzlich (Rumpl u. Rumpl 1979) der Fall eines Sneddon-Syndroms (Livedo reticularis mit cerebraler Symptomatik, Sneddon 1965) mit mehrfach rezidivierenden amnestischen Episoden mitgeteilt.

Fallberichte über familiäres Vorkommen amnestischer Episoden sowohl bei Migränekranken (Fall 2 von Fisher u. Adams 1964, ein Fall von Croft et al. 1973 und eine eigene Beobachtung) wie bei solchen ohne manifeste Migränebelastung (Schott 1969; Mazzucchi et al. 1980) weisen darüber hinaus auf dispositionelle Faktoren.

Eine Fülle kasuistischer Beiträge zeigt im übrigen, daß amnestische Episoden zwar einheitlich in ihrer Erscheinungsform, aber völlig unspezifisch bezüglich ihrer Ätiologie sind. So werden amnestische Episoden nicht nur bei cerebrovasculären Störungen mit Verschlüssen im vertebrobasilären (Mathew u. Meyer 1974) und Carotissystem (Halsey 1967; Ahmed 1978) beschrieben, sondern ebenso bei cerebralen Raumforderungen (Hartley et al. 1974; Boudin et al. 1975; Lisak u. Zimmermann 1977) und Stoffwechselstörungen oder Intoxikationen (Whitty u. Lishman 1966; Kaeser u. Scollo-Lavizarri 1970; Gilbert u. Benson 1972). Greenlee et al. (1975) berichten über eine amnestische Episode bei Bradyarrhythmie infolge Digitalis-Intoxikation, Rosenberg (1979) bei dissezierendem Aortenaneurysma. Die Reihe unterschiedlichster Grunderkrankungen wird sich verlängern lassen. So sind mittlerweile amnestische Episoden auch bei luischer Angiitis, temporaler Arteriitis und bei einem Träger einer Aortenklappenprothese bekannt geworden (s. hierzu auch Caplan et al. 1976). Solche Beobachtungen waren Anlaß, symptomatische Erscheinungsformen amnestischer Episoden von solchen idiopathischer Natur abzugrenzen.

3.3 Auslösefaktoren und -umstände

In der vorliegenden Kasuistik stehen Streßsituationen verschiedener Art unter den Auslöseumständen im Vordergrund. In acht Fällen ließen sich psychische Belastungssituationen nachweisen. Entlastende Umstände scheinen allerdings ebenfalls auslösende Funktionen zu haben. So wurden amnestische Episoden viermal nach abgeschlossener Arbeit, dreimal nach körperlicher und einmal nach geistiger Anstrengung beobachtet. In anderen Fällen kam es zum Auftreten der Episoden jeweils bei oder unmittelbar nach dem Schwimmen (drei Fälle), Absägen eines Astes über dem Kopf, Sonnenbaden, geringem Alkoholgenuß, Kälte-Wärme-Exposition der Hände, längerem Autofahren, Fernsehen, Haarewaschen oder unmittelbar nach einer Gallenkolik.

48

Obwohl Zuordnungen dieser Art immer etwas willkürlich sind, gibt es auch in der Literatur Entsprechungen (Mumenthaler et al. 1980). Hier finden sich Hinweise sowohl auf Überlastungssituationen (Guyotat u. Courjon 1956; Fau et al. 1970) wie auf Entlastungssituationen (Stevens u. Ammerman 1974; Suarez u. Pittluck 1975). Statistisch stehen — entsprechend den eigenen Ergebnissen — affektive Belastungen im Vordergrund wie Gemütserregungen, Überraschungen und Schrecksituationen (Godlewski 1968; Schott 1969; Fau et al. 1970; Gordon u. Marin 1979). Etwa gleich häufig sind Hinweise auf starke geistige (Schott 1969; Fau et al. 1970; Stevens u. Ammerman 1974), seltener ungewohnte körperliche Anstrengung (Fogelholm et al. 1975; Müller 1979). Häufig genannt werden auch Expositionen gegenüber hohen und niedrigen Temperaturen im Wasser (Schwimmen im kalten Wasser, heißes Duschen oder Wannenbaden; Fisher u. Adams 1964; Martin, E. 1970; Ganner 1974; s. auch Horton u. Roth 1937), Sonnenbaden (Rossini et al. 1970), Cohabitation (Fisher u. Adams 1964; Godlewski 1968; Stevens u. Ammerman 1974; Mayeux 1979), mangelhafter Schlaf und Schmerzen (Fisher u. Adams 1964; Godlewski 1968).

Etwas weniger häufig finden sich Angaben über Autofahren auf gewundenen Straßen (Schott 1969), geringe Schädeltraumen (Fisher 1966; Zangwill 1969; Müller et al. 1976), abnorme Haltungen des Kopfes und der Halswirbelsäule oder reichliche Mahlzeiten (Godlewski 1968). Mehrfach wurden amnestische Episoden unmittelbar während oder nach Angiographien der Herzkranzgefäße (Shuttleworth u. Wise 1973) und der Arteria vertebralis (Mathew u. Meyer 1974), der Arteria carotis (Fau et al. 1970) und der Arteria femoralis (Taillandier u. Moene 1974) gesehen. Fogelholm et al. (1975) beobachteten eine amnestische Episode unter Hyperventilation anläßlich einer EEG-Ableitung. In einem anderen Falle wurde eine Spinalanaesthesie verantwortlich gemacht (Dykes u. Sears 1972). Angesichts der Vielzahl auslösender oder begünstigender exogener Faktoren bleibt offen, ob es völlig spontane Manifestationen gibt.

Untersuchungen des Manifestationszeitpunktes bei den 25 zeitlich definierten Fällen der vorliegenden Kasuistik ergaben eine gewisse Häufung im Frühjahr und Sommer (je 3mal im Februar und März, 4mal im April, 3mal im Mai, 5mal im Juli, 2mal im Oktober und November und je einmal im August, September und Januar). Außerdem fanden sich eine überproportionale Häufung amnestischer Episoden an Wochenenden oder Feiertagen (7 samstags, 3 sonntags, eine an einem Feiertag). Die restlichen Beobachtungen verteilen sich auf Mittwoche (6), Donnerstag (4) und die übrigen Werktage (je eine) (Abb. 5). Schätzungen ergeben, daß auch in der Gesamtkasuistik möglicherweise eine Häufung amnestischer Episoden an Wochenenden besteht.

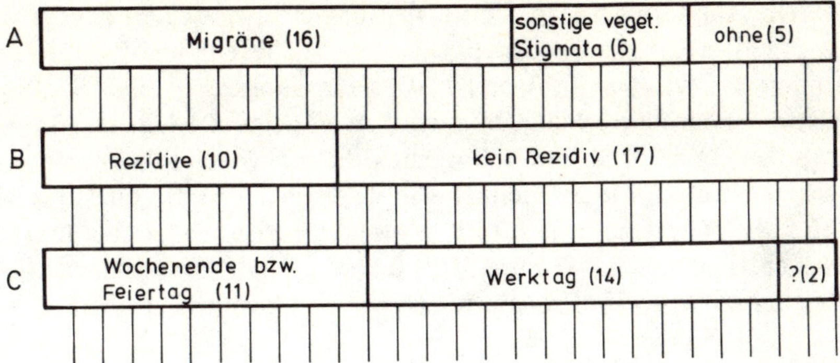

Abb. 5. Amnestische Episoden. *A* Zeichen der Vasolabilität; *B* Rezidive; *C* Manifestationszeitpunkt (n = 27)

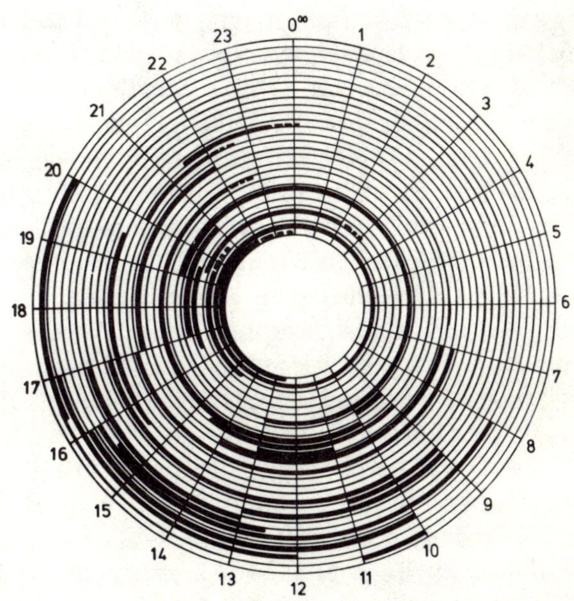

Abb. 6. Amnestische Episoden. Beginn und Dauer. Die Fälle 1–27 sind von innen nach außen im Uhrzeigersinn dargestellt

Die Abbildung 6 zeigt die Verteilung der Episoden im Ablauf von 24 h. Es ergibt sich, daß die Häufigkeit des Auftretens im Verlaufe des Tages abnimmt. Zwischen 7.00 und 12.00 Uhr manifestierten sich 13 Episoden, davon 7 noch vor 10.00 Uhr, zwischen 12.00 und 18.00 Uhr 10 Fälle und zwischen 18.00 und 24.00 Uhr nur 4 Fälle. Ein nächtlicher Beginn wurde in keinem der Fälle gesehen. Nur in wenigen der in der Literatur mitgeteilten Fälle traten sie in den frühen Morgenstunden oder aus dem Nachmittagsschlaf heraus auf (Pazzaglia u. Rebucci 1969; Greene u. Bennett 1974; Reichenmiller 1974; Vincent u. Hamati 1974; Ganner 1974).

3.4 Häufigkeit und Dauer

Amnestische Episoden werden offenbar relativ häufig beobachtet. Seit Erscheinen der Monographie von Fisher u. Adams (1964) sind mittlerweile etwa 750 Beobachtungen mitgeteilt worden. Godlewski (1968) konnte 33 Fälle in sieben Jahren, Rowan u. Protass (1979) 10 Patienten in drei Jahren, Greenlee et al. (1975) 7 Patienten in zehn Jahren und Shuttleworth u. Morris (1966) 7 Fälle in einem Jahr zusammenstellen. Mumenthaler et al. (1980) verfügen nach einem Beobachtungszeitraum von 16,5 Jahren inzwischen über 70 Beobachtungen; dies entspricht 1,2 ‰ eines ausgewählten, auf Zuweisung hin untersuchten Krankengutes. Von den hier vorliegenden 27 Einzelfällen stammen 21 allein aus den letzten vier Jahren. Möglicherweise ist die Dunkelziffer recht hoch, da die Episoden einerseits wegen ihres raschen Abklingens und der zumeist fehlenden Folgeerscheinungen nur selten zur Untersuchung und Kenntnis eines Arztes gelangen, andererseits mangels Fremdbeobachtung oftmals der Amnesie verfallen.

Die Dauer der Episoden liegt zwischen 1 und 24 h, durchschnittlich sind es etwa 4 h. Der Beginn ist — soweit zu erfahren oder zu beobachten — in den vorliegenden Fällen immer akut. Das Abklingen hingegen kann sowohl graduell (in 8 Fällen) wie relativ abrupt (in 4 Fällen) erfolgen. Bei den übrigen Patienten war der Rückbildungsmodus nicht zu ermitteln. In 9 Fällen kam es zu einem Abklingen der Episode im Nacht- oder Nachmittagsschlaf, in 2 Fällen erst am Folgetag (Abb. 6).

Auch nach den Literaturmitteilungen handelt es sich bis auf wenige Ausnahmen um Zeiträume zwischen 30 min und 12 h, durchschnittlich etwa 3–5 h. In Einzelfällen wurden Episoden mit einer Dauer von über 24 h und mehreren Tagen berichtet (Guyotat u. Courjon 1956; Fisher u. Adams 1964; Evans 1966; Bolwig 1968; Bodechtel u. Spatz 1971; Heathfield et al. 1973). Wochenlange (Lingjaerde 1971) oder über Monate anhaltende amnestische Zustände (Steinmetz u. Vroom 1972) sind für amnestische Episoden nicht typisch.

Da das Ende der Episoden oft nicht eindeutig bestimmt werden kann, beruhen solche Angaben zumeist auf Schätzungen. Die Rückbildung – plötzlich oder zögernd – erfolgt immer spontan und besonders häufig im Nachtschlaf (s. Einzelkasuistiken von Fisher u. Adams 1964; Evans 1966; Cortigiani u. Lusini 1967; Passeri et al. 1968; Cuningham 1968; Pazzaglia u. Rebucci 1969 u.a.). Eine vorzeitige, etwa medikamentöse Unterbrechung amnestischer Episoden ist bislang nicht bekannt geworden.

3.5 Katamnestische Daten

Ein besonderes Merkmal amnestischer Episoden ist die gegenüber anderen paroxysmalen Erscheinungsformen relativ geringe Rezidivneigung (Bender 1960; Fisher u. Adams 1964). Im vorliegenden – über einen unterschiedlichen Zeitraum von wenigen Wochen bis zu zehn Jahren – nachuntersuchten Krankengut blieben die amnestischen Episoden in 17 Fällen Einzelereignisse. In 10 Fällen rezidivierten sie einmal, davon in einem Fall innerhalb von 24 h, in sieben Fällen mit einem Intervall von wenigen Wochen bis zu fünf Jahren und in je einem Fall mit einem Intervall von zehn und fünfzehn Jahren (Abb. 5). In vier Fällen war die vorausgegangene Episode kürzer, in drei Fällen länger als die folgende. Sechs Patienten mit Amnesierezidiven litten unter einer Migräne, zwei unter einem M. Raynaud.

Nach den Angaben in der jüngeren Literatur ist bei etwa 15–20% der Betroffenen mit Rezidiven zu rechnen. Nausieda u. Sherman (1979) geben 12,5% an, Schott (1969) und Fau et al. (1970) bis 25% und Guyotat u. Courjon (1956) sowie Robinson u. Long (1972) – den vorliegenden Ergebnissen entsprechend – etwa 30%. In der Regel sind es ein bis zwei Wiederholungen, maximal acht (Rumpl u. Rumpl 1979) mit Intervallen von wenigen Stunden (Laplane u. Truelle 1974) bis zu mehreren Jahrzehnten (Dykes u. Sears 1972; Mumenthaler et al. 1980). Rezidive finden sich sowohl in Fällen mit Zeichen eines arteriosklerotischen Gefäßprozesses (Passeri et al. 1968; Vallat 1968; Benson et al. 1973; Tolosa u. Gumnit 1973; Heathfield et al. 1973; Fogelholm et al. 1975 u.a.) wie bei solchen, die keine oder nur geringe entsprechende Hinweise bieten (Mumenthaler u. v. Roll 1969; Martin, E. 1970; Dykes u. Sears 1972; Steinmetz u. Vroom 1972; Rumpl u. Rumpl 1979). Mehr als vier Rezidive sind zunächst immer auf eine symptomatische Genese verdächtig.

Eine Korrelation der Rezidivhäufigkeit und der jeweiligen Dauer der Amnesierezidive etwa in einem Falle von Steinmetz u. Vroom (1972)

– fünf Rezidive mit zunehmender Rezidivdauer und Übergang in ein zwölf Monate anhaltendes amnestisches Syndrom – ist atypisch. Die Rezidive können länger, gleich lang oder kürzer als die erste Episode sein (Godlewski 1968; Martin, E. 1970; Steinmetz u. Vroom 1972).

Bezüglich der neuropsychologischen Situation, dem Befinden und der intellektuellen Leistungsfähigkeit ergaben sich bei den innerhalb eines allerdings unterschiedlichen Zeitraumes bis zu 10 Jahren nachuntersuchten Betroffenen der vorliegenden Kasuistik keine Auffälligkeiten. Lediglich im Fall 9 wurden leichte, vorwiegend subjektiv empfundene Merkfähigkeitsstörungen deutlich. Hier handelte es sich um den Befund einer A. subclavia-Stenose links bei Migräneanamnese. Bei einigen der Betroffenen stellten sich jedoch nachhaltige Verunsicherungen hinsichtlich der Realität eigener Erfahrungen ein.

Bleibende Störungen mnestischer oder kognitiver Funktionen werden auch nach den Mitteilungen in der Literatur im allgemeinen nicht gesehen und auch psychopathometrisch in der Regel nicht nachgewiesen (Costa u. Proli 1969; Fau et al. 1970; Flügel 1975; Ponsford u. Donnan 1980). Mazzucchi et al. (1980) weisen allerdings darauf hin, daß sich auch in Fällen scheinbar völliger subjektiver und objektiver Restitution bereits nach einer einmaligen „benignen" Episode selektive Restsymptome in Form eines Defizits des Verbal-I.Q. und des verbalen Langzeitgedächtnisses finden lassen. Sie verweisen dabei auch auf Ergebnisse von Steinmetz u. Vroom (1972), die darüber hinaus geringe Einbußen auch des physiognomischen Gedächtnisses registrierten.

Sehr protrahierte, über mehrere Monate sich hinziehende Rückbildungen von Merkfähigkeitsstörungen wurden von Steinmetz u. Vroom (1972) in einem Fall mit vier Rezidiven und von Lou (1968) nach einer singulären Episode beschrieben. Unabhängig von der Anzahl der Rezidive und der absoluten Episodendauer können in Einzelfällen jedoch auch weniger selektive Einschränkungen der mnestischen Leistungsfähigkeit verbleiben. So fand Godlewski (1968) bei 8 von 33 Patienten, davon 3 Fälle mit nur 1–2 Rezidiven, geringe bis mäßig ausgeprägte, in anderen Fällen mit mehr Rezidiven keine mnestischen Reststörungen. Laplane u. Truelle (1974) kommen zu ähnlichen Ergebnissen.

Nausieda u. Sherman (1979) berichten über 2 von 33 Patienten, die innerhalb eines Beobachtungszeitraumes von 46 Monaten eine Demenz entwickelten. Ähnliche Beobachtungen machten Mathew u. Meyer (1974) bei mehr als zwei Drittel ihrer 14 Patienten, die innerhalb von 30 Monaten nach 1–6 Rezidiven amnestischer Episoden nicht nur bleibende mnestische Einbußen hatten, sondern Demenzen verschiedener Schweregrade ausbildeten.

Entsprechende Katamnesen sind für den Großteil amnestischer Episoden jedoch nicht repräsentativ und müssen als Beispiele „maligner" Verlaufsformen sogenannter symptomatischer amnestischer Episoden gewertet werden.

Prozeßhafte Entwicklungen psychopathologischer Syndrome in der Katamnese amnestischer Episoden weisen deshalb immer auf eine bestehende Grunderkrankung hin. Zumeist handelt es sich wie in den Fällen von Mathew u. Meyer (1974) um progrediente stenosierende arteriosklerotische cerebrale Gefäßprozesse oder um cerebrale, vorwiegend basisnahe Raumforderungen. Unter mehrfachen Rezidiven kommt es auch in solchen Fällen zu einem zunehmenden Verlust mnestischer Funktionen mit Ausbildung eines Korsakow- (Boudin et al. 1975) oder präfinalen Demenz-Syndroms (Aimard et al. 1971). Fisher u. Adams (1964) führten eine in einem Falle verbleibende Gedächtnisstörung auf einen fraglich zugrunde liegenden M. Alzheimer zurück.

Die neurologischen Befunde bei Nachuntersuchungen waren einschließlich der Fälle mit Normabweichungen im amnestischen Zustand in der vorliegenden Kasuistik bis auf wenige Ausnahmen regelrecht. Im Fall 12 mit einer leichten Pronationstendenz des linken Armes 14 Tage nach der Episode kam es Monate später zu einer akuten irreversiblen homonymen Hemianopsie nach links, im Fall 19 wenige Monate später zu einem ätiologisch ungeklärten Torticollis und im Fall 20 15 Jahre nach der Episode zu passageren, leichten motorisch-dysphatischen Störungen. In einem Migränefall (Fall 10) bot sich als Folge eines vorausgegangenen „Paroxysmal-Insultes" eine linksseitige armbetonte Hemiparese und homonyme Hemianopsie nach links unverändert auch in der Folgezeit. In zwei der elf Fälle ohne Migräneanamnese kam es in der Nachfolge amnestischer Episoden zu einer migräneartigen paroxysmalen Kopfschmerzsymptomatik, im Fall 15 zu vorwiegend rechtsseitigen paroxysmalen Hemikranien ohne Begleitsymptomatik, im Fall 16 zu paroxysmalen Hinterkopfschmerzen mit aufsteigendem Hitzegefühl und äquivalenten Flimmerskotomen in Tages- bis Wochenabständen.

Fall 15

H., Karl, geb. 11. April 1914, Schriftenmaler.
Familienanamnese: Keine Besonderheiten, insbesondere keine Belastung mit Migräne oder hirnorganischen Anfällen.
Eigenanamnese: Außer Cholecystektomie und gelegentlichen Nierenkoliken wegen Nierensteinen nie ernstlich krank. Kein Hypertonus, kein Diabetes mellitus. Seit drei Monaten vermehrt reizbar, anrührbar und erschöpflich mit neuerdings anfallsweise auftretenden Nacken- und Stirnkopfschmerzen mit Schwindelgefühl. Primärpersönlich antriebsreich-aktiv.
Spezielle Anamnese: Am 11. Juni 1974, einem Sonnabend, nach dem Genuß von drei Glas Bier anläßlich einer Betriebsfeier leichtes Schwindelgefühl, nachfolgend dreistündige amnestische Episode. Den Kollegen gegenüber habe er sich völlig unauffällig verhalten und lediglich über leichten diffusen Kopfdruck geklagt. Am folgenden Morgen Wohlbefinden mit normalen Gedächtnisfunktionen. Anläßlich einer ambulanten Unter-

54

suchung elf Tage später neurologisch o.B., psychisch etwas verlangsamt und leicht umstellerschwert. Verdacht einer latenten Herzinsuffizienz bei unauffälligem EKG. RR 130/90 mmHg.

Nachuntersuchung sechs Monate später: Klagen über paroxysmalen rechtsseitigen Kopfdruck und Schwindel sowie Zeichen einer hirnorganisch unterlegten vital-depressiven Verstimmung. Neurologisch und laborchemisch unauffällig.

Nachuntersuchungen ein und zwei Jahre später: weiterhin paroxysmal auftretende Kopfschmerzen, vorwiegend der rechten Scheitelgegend ohne weitere Begleitbeschwerden mit einer Dauer von 2–3 h, etwa ein- bis zweimal wöchentlich, bei Wetterwechsel verstärkt. Mehrfache EEG-Kontrollen zeigten eine wechselnd ausgeprägte linksbetonte temporo-basale paroxysmale Verlangsamung beidseits. Kein Amnesierezidiv.

Zusammenfassung: 60jähriger, primärpersönlich antriebsreicher, aktiver Schriftenmaler. Seit drei Monaten involutive, vital-depressive Verstimmung mit paroxysmalen Halbseiten- und Nackenkopfschmerzen. Nach geringem Alkoholgenuß dreistündige amnestische Episode mit begleitenden Kopfschmerzen. Nachfolgend neurologisch und psychisch bis auf leichte Verlangsamung und Umstellerschwernis – ohne Besonderheiten. Im EEG wechselnd ausgeprägte linksbetonte temporo-basale paroxysmale Verlangsamung beidseits. Bei fortgesetzten parosysmalen, vorwiegend rechtsseitigen Hemikranien kein Amnesierezidiv.

Fall 16

H., Emilie, geb. 8. September 1904, ledige Hausfrau.

Familienanamnese: Keinerlei einschlägige Belastungen.

Eigenanamnese: 1969/71 Involutionsdepression mit Gewichtsverlust und zahlreichen somatischen Beschwerden. Seit 1974 chronische Pyelonephritis, Cholelithiasis, Darmvertikulose und Angina pectoris, zudem leichtes Bronchialasthma. Seit Jahren langsam fortschreitende Altersschwerhörigkeit links. Keine anfallsartigen Kopfschmerzen oder epileptischen Sensationen. Primärpersönlich energisch, temperamentvoll, leicht ungeduldig.

Spezielle Anamnese: Eine erste amnestische Episode ereignete sich während einer stationären internistischen Behandlung wegen Gewichtsverlust im Rahmen einer Involutionsdepression am 9. Dezember 1971 (Montag). Sie war damals mit starken Hinterkopfschmerzen erwacht, dabei zeitlich und örtlich desorientiert und ohne Erinnerung für die Aufenthaltszeit, im übrigen bewußtseinsklar, voll ansprechbar und im Verhalten geordnet. Auffällig war ein starkes Frösteln. Sie selbst könne sich an dieses Ereignis, zusammen etwa 12 h, nicht erinnern. Die Befunde von Liquor, Hirnsubstanzszintigramm, EEG und EKG waren damals unauffällig. Folgebeschwerden bestanden nicht. Seit Ende Juni 1976 wurde dann anfallsweise aufsteigendes Hitzegefühl, „wie Wechseljahre", geklagt mit begleitender paroxysmaler Beklommenheit und leichtem Hinterkopfdruck, mitunter in Tagesabständen. Anfang Juni habe sich eine zweite amnestische Episode ereignet: Nachdem sie tagsüber im Garten gearbeitet hatte, war sie abends zum Fernsehen zum Nachbarn gegangen. Gegen 21.30 Uhr hatten sich Hinterkopfschmerzen eingestellt, weshalb sie nach Hause ging. Am Morgen wachte sie beschwerdefrei auf. Nachträglich erfuhr sie, daß sie an jenem Abend gegen 22.30 Uhr nochmals zur Nachbarin ging, dort wegen der Kopfschmerzen eine Tasse Kaffee trank und, von dieser nach Hause gebracht, hier eine ihr gehörende neue Steppdecke als unbekannt bezeichnete.

In der Folge häufig paroxysmal auftretende Kopfschmerzen, sowohl im Hinterkopf wie in der linken Scheitel- und Schläfengegend, zwischenzeitlich auch Flimmerskotome ohne Kopfschmerzen. Anfallsfrequenz sehr unterschiedlich, oft in Tagesabständen mit Stunden Dauer.

Bei einer Untersuchung vier Wochen später psychisch altersentsprechend unauffällig, antriebsreich und geistig rege. Es besteht eine amnestische Lücke von 2 h für den Juniabend. Auch neurologisch ergeben sich bis auf eine Altersschwerhörigkeit links keine Besonderheiten. Ophthalmologischerseits bestehen Hinweise auf einen arteriosklerotischen Gefäßprozeß. EEG-Kontrollen waren wiederum ohne pathologischen Befund. Eine Cubitalis-Angiographie wurde abgelehnt.

Zusammenfassung: 72jährige Frau ohne einschlägige familiäre Belastungen. Unter jeweils initialen Hinterkopfschmerzen mit einem Abstand von fünf Jahren im Alter von 67 Jahren eine zwölfstündige und im Alter von 72 Jahren eine zweistündige amnestische Episode. Nunmehr paroxysmale migräneartige Hinterkopf- und linksseitige Hemikranien bzw. Flimmerskotome in Tagesabständen. Klinisch-neurologischer, psychischer, elektroencephalographischer und EKG-Befund o.B. Außer den Zeichen eines altersentsprechenden arteriosklerotischen Gefäßprozesses keine Besonderheiten.

Cerebrale und extracerebrale vasculäre Manifestationen in der Katamnese amnestischer Episoden sind nach den Literaturmitteilungen nicht allzu selten. Fisher u. Adams (1964) beobachteten in einigen Fällen Monate später einen passageren leichten Hirnstamminsult, Myokardinfarkt und intermittierende rechtsseitige Hemiparese, Laplane u. Truelle (1974) ebenfalls einen nachfolgenden Herzinfarkt. Godlewski (1968) berichtet über Jahre später auftretende Angina pectoris-Beschwerden ohne EKG-Zeichen, obliterierende Arteriitis mit Coronarbeschwerden bzw. eine tödliche Aneurysmablutung. In anderen Fällen stellten sich mehrere Monate später Gleichgewichtsstörungen, cheiro-orale Parästhesien rechts mit hypertonischer Krise und Myokardischämien ein. Heathfield et al. (1973) erwähnen eine fünf Monate nach einer Episode aufgetretene Retinalarterien-Thrombose des linken Auges, Mathew u. Meyer (1974) nachfolgende sog. amnesic stroke in zwei ihrer Fälle, davon einer passager, einer irreversibel mit mnestischen Störungen, homonymer Hemianopsie, visueller Agnosie, Farbenagnosie, Alexie und amnestischer Aphasie. Stevens u. Ammerman (1974) beschreiben drei Fälle von insgesamt elf mit nachfolgenden Zeichen transisorischer Ischämie, in zwei Fällen sieben Jahre später jeweils Amaurosis fugax, in einem Falle rezidivierende einseitige Parästhesien. In einem Fall von Flügel (1975) kam es sechs Monate nach der Episode zu sekundenlangen Schwindelzuständen beim Bücken und bei Körperbewegungen. Whitty u. Lishman (1966) schließlich berichten über eine tödliche hämorrhagische Infarzierung links cerebral nach vorausgegangener amnestischer Episode. Nausieda u. Sherman (1979) wiederum, die eine Gruppe von 33 Patienten über 46 Monate lang katamnestisch beobachteten, sahen keinerlei entsprechende Ereignisse.

Hirnorganische Anfälle in der Katamnese amnestischer Episoden wurden in der vorliegenden Kasuistik nicht, nach den Literaturmitteilungen vereinzelt beobachtet. Martin, E. (1970) beschreibt Verwirrtheitszustände und epileptische Anfälle 20 Jahre nach einer abgelaufenen amnestischen Episode, Godlewski (1968) später sich manifestierende temporal-epileptische Krisen mit Angst- und Entfremdungsgefühl. Cantor (1971) weist in allen seinen drei Fällen auf Monate später auftretende Anfälle mit Automatismen und klonisch-tonischen Sensationen, begleitender Aphasie, motorischer Hemisymptomatik und Amnesie hin. Kennedy et al. (1979) berichten über einen von acht Patienten mit linkstemporalen Spikes und generalisierter paroxysmaler Verlangsamung im EEG im Rahmen der amnestischen Episode mit nachfolgenden großen motorischen Anfällen. Fogelholm et al. (1975) hingegen betonen das Fehlen jeglicher epileptischer Manifestationen in der Katamnese amnestischer Episoden, ebenso Nausieda u. Sherman (1979) in ihrer Studie.

Die unterschiedlich hohe Komplikationsincidenz in der Katamnese amnestischer Episoden ist durch den Anteil der relativ wenigen symptomatischen Formen bedingt. In solchen Fällen wird die Prognose natürlich von der cerebralen oder extracerebralen Grunderkrankung bestimmt. Dabei besteht keine enge Korrelation zwischen der Anzahl der Rezidive, der absoluten Episodendauer und verbleibenden Reststörungen.

Mehr als vier Rezidive, verbleibende oder sekundär auftretende zentralnervöse Folgesymptome oder Anfälle in der Katamnese amnestischer Episoden sind deshalb — vorbehaltlich weiterer diagnostischer Abklärungen zunächst immer auf eine symptomatische Genese verdächtig. Die meisten der auch in der Literatur mitgeteilten Fälle amnestischer Episoden zeigen jedoch einen über Jahrzehnte unauffälligen Verlauf und sind in der Prognose immer günstig (Botez u. Popescu 1968; Robinson u. Long 1972; Stevens u. Ammerman 1974; Nausieda u. Sherman 1979).

4 Differentialdiagnose

Mit Amnesie einhergehende Dämmer- oder Ausnahmezustände sind wie alle Psychosyndrome ätiologisch unspezifisch und vielgestaltig (Tabelle 5). Relativ einheitlich ist lediglich das Verlaufsmuster organischer Amnesien mit plötzlichem Beginn, dramatischer Befindlichkeitsänderung, Auftreten innerhalb eines klar abgegrenzten Zeitraumes zumeist unterhalb Tagesdauer, völliger Rückbildung ohne verbleibende Restsymptomatik und — allerdings variabler — Tendenz zur gleichartigen Wiederkehr beim gleichen Individuum.

Der Prototyp aller episodischen Ausnahmezustände ist der epileptische Dämmerzustand (Kennedy u. Neville 1957), prä- und postparoxysmal beim Grand mal-Anfall (Leavitt 1935), paroxysmal als essentielle Manifestationsform des Temporallappenanfalls (Karbowski 1980) und beim Petit mal-Status. Besonders charakteristisch sind in diesem Zusammenhang

Tabelle 5. Zur Differentialdiagnose episodischer Amnesien (die amnestischen Durchgangssyndrome ausgenommen)

1.	Organische Amnesien
1.1	Primär-cerebrale
1.1.1	Idiopathische amnestische Episoden (nichtepileptische, cerebro-vasculäre Anfälle)
1.1.2	Epileptische besonnene Dämmerattacken (Temporallappenanfälle, Petit mal-status)
1.1.3	Vertebro-basiläre, transient-ischämische amnestische Attacken (arteriosklerotisch, entzündlich, embolisch)
1.1.4	Traumatische Amnesien nach Schädel- und HWS-Traumen (ohne Commotions-Syndrom)
1.1.5	Transitorische Amnesien bei (medio-basalen) cerebral-raumfordernden oder encephalitischen Prozessen, bei Encephalopathie (hypertensiver, Wernicke-) und atrophisierenden Prozessen (Alzheimer, Pick, diffuse Sklerose)
1.1.6	Verhaltensautomatismen bei Narkolepsie
1.2	Sekundär cerebrale
1.2.1	Toxische Amnesien (Alkohol, Tranquilizer, Clioquinol, Kohlenmonoxyd)
1.2.2	Dysmetabolische Amnesien (Hypoglykämien)
2	Psychogene Amnesien
2.1	Katathyme Amnesien (hysterische)
2.2	Amnesien bei Angstsyndromen und Depressionen („passive" Amnesien)
3.	Vorgetäuschte, simulierte Amnesien

die als psychische Äquivalente oder Varianten, cloudy oder twilight states beschriebenen Zustände „traumhafter Bewußtseinsveränderungen"(dreamy states; Jackson 1888, 1932) bei psychomotorischen Anfällen bzw. Dämmerattacken (Meyer-Mickeleit 1953; Landolt 1963). Diese zumeist symptomatischen Anfallsformen des Erwachsenenalters sind teils rasch flüchtig, teils können sie Stunden und Tage anhalten (Lennox 1943). In den meisten Fällen wirken die Betroffenen — im Gegensatz zu den amnestischen Episoden — wie schlafwandelnd, verwirrt mit ziel- und sinnlosen automatischen Bewegungen und Stereotypien (Automatismen). Die Beziehung zur Umwelt, Selbstkritik und geordnete Handlungsfähigkeit sind gestört oder fehlen (Jackson 1932; Lennox 1943; Whitty u. Lishman 1966). Häufiger als andere Anfallsformen gehen sie mit Halluzinationen, abnormen Erlebnissen und Depersonalisationsgefühlen einher (Selbach 1953). In wenigen Einzelfällen kann sich die Symptomatik jedoch auf eine mnestische Störung beschränken. Bei erhaltener motorischer Kontrolle und graduell erhaltener intellektueller Leistungsfähigkeit werden dann komplizierte Handlungen gezielt und mit Geschick durchgeführt (Lennox 1943; Meyer-Mickeleit 1953), wie z.B. auch in dem von Jackson (1888/98) mitgeteilten Falle eines Arztes, der während eines solchen Zustandes einen Patienten untersuchte, die richtige Diagnose stellte, das richtige Rezept verschrieb und sich später an den Vorgang nicht erinnern konnte. Ob es sich hierbei nur um ein automatisches Verhalten handelt oder ob der Betroffene doch unter einem dünnen Schleier einer Bewußtseinsveränderung seine Intentionen der Umwelt anpassen kann, ist ungeklärt (Hirschmann 1974). Retrograde Amnesie kann die Zustände begleiten (Jackson 1888; Landolt 1956, 1963). Diese seltenen Formen psychomotorischer, geordneter Dämmerattacken sind klinisch kaum vom Erscheinungsbild der amnestischen Episode zu unterscheiden, so daß nur die Anamnese vorausgegangener Anfälle und das pathologische Anfalls-EEG eine Differenzierung erlauben (Croft et al. 1973). Den amnestischen Episoden vergleichbare Fugue-Zustände können allerdings auch mit normalem EEG einhergehen (forcierte Normalisierung, Landolt 1963). In Einzelfällen wurde gemeinsames Vorkommen psychomotorischer Anfälle und amnestischer Episoden bei der gleichen Person beschrieben (Evans 1966; Shuttleworth u. Morris 1966; Godlewski 1968).

Der über Stunden anhaltende Petit mal-Status bei Kindern und Jugendlichen mit Spike-wave-Komplexen im EEG (Landolt 1963) bietet ein vergleichbares Erscheinungsbild. Bei fluktuierender Bewußtseinslage zeigt sich ein teils stumpfes, reaktionsverlangsamtes Verhalten (Hirschmann 1974), teils lediglich Unaufmerksamkeit und Lernunfähigkeit. Aufträge werden ausgeführt und Fragen, obwohl vage und inkorrekt, beantwortet (Whitty u. Lishman 1966; Schott 1969). Auch hier besteht eine begleitende retrograde Amnesie und eine postictale amnestische Lücke für das Ereignis (Jus u. Jus 1962).

Von amnestischen Episoden phänomenologisch nicht abgrenzbare Zustände sind die bis zu 10 h anhaltenden, ohne initiale oder begleitende Bewußtseinstrübung einhergehenden sogenannten isolierten traumatischen Amnesien (Scherzer 1974) nach relativ leichten Schädeltraumen, z.B. beim Köpfen von Fußbällen (Yarnell u. Lynch 1973; Godlewski 1968; Laplane u. Truelle 1974). Solche auch als concussion amnesia (Fisher 1966; Symonds 1966; Zangwill 1966), traumatic automatism (Whitty u. Zangwill 1966), traumatischer oder primär geordneter Dämmerzustand (Straube 1963; Bay 1968; Müller et al. 1976) bezeichneten Bilder werden auch als Forme fruste einer Commotio cerebri angesehen (Scherzer 1974). Auch diese Zustände enden meist relativ abrupt und bisweilen im Schlaf. Die mnestische Behinderung wird dabei zum Teil selbst registriert (Fisher 1966). Eingeschränkte „aktive Aufmerksamkeit" (Critchley 1957) zeigt der sogenannte Groggy-state-Automatismus, der gehäuft bei Boxern beobachtet wird (Blonstein u. Clarke 1957; Bodechtel u. Spatz 1971; Unterharnscheid u. Sellier 1971; Ardito et al. 1974). Bei allenfalls geringer Bewußtseinseinengung ist das Handeln auch hier häufig noch zielgerichtet und geordnet bei mitunter gereizt aggressivem uneinsichtigem Verhalten. Nach Verkehrsunfällen können solche Zustände auch zu vermeintlicher Fahrerflucht führen (Bodechtel u. Spatz 1971; Scherzer 1974).

Den amnestischen Episoden erscheinungsbildlich ähnliche Zustände werden darüber hinaus als unmittelbare Komplikationen angiographischer Maßnahmen beobachtet (Shuttleworth u. Wise 1973; Tribolet et al. 1975), mitunter bestehen jedoch zusätzliche Sehstörungen im Sinne einer transitorischen corticalen Blindheit und Anosognosie (Mathew u. Meyer 1974; Tribolet et al. 1975; Fisher-Williams et al. 1970). Bei weitgehend unauffälligen angiographischen Befunden oder allenfalls geringen Zeichen einer diffusen Arteriosklerose wurden ursächlich Embolien (Shuttleworth u. Wise 1973) und Störungen der Bluthirnschranke (Tribolet et al. 1975) diskutiert. In einem eigenen Fall ließ sich eine ausgeprägte Gefäßirritabilität nachweisen.

D., Änne, geb. 14. Juni 1936, Geschäftsfrau.
Familienanamnese: Vater drei Jahre lang vorwiegend nächtliche, generalisierte hirnorganische Anfälle, sonst keinerlei weitere Belastungen.
Eigenanamnese: vom 26.–29. Lebensjahr bei berufsbedingter unregelmäßiger Lebensführung (Gastwirtschaft) Anfälle vom Typ einer Mischepilepsie (generalisierte Anfälle und Absencen) bei unauffälligem klinisch-neurologischem Befund und unauffälligem Wach-EEG. Danach bislang ohne Anticonvulsiva beschwerdefrei. Seit einem Jahr nunmehr in Abständen von zwei bis drei Tagen meist durch Ärger ausgelöste paroxysmale Kopfschmerzen, fast ausschließlich halbseitig rechts oder links oder hinterkopfbetont für die Dauer von etwa 15 min mit begleitendem Flimmern vor den Augen und gelegentlicher Übelkeit. Weitere Begleitbeschwerden werden negiert. Etwa seit der gleichen

60

Zeit erhebliche und zunehmende Beschwerden im Sinne eines M. Raynaud mit Verstärkung der Sensationen bei Kälteexposition. Primärpersönlich antriebsreich, energisch.
Spezielle Anamnese: Am 20. November 1975 stationäre Untersuchung zur Abklärung des M. Raynaud. Orthogrades beidseitiges Brachialis-Angiogramm in Narkose: links Rarefizierung mit teilweisem Abbruch der Fingerarterien, rechts offensichtlich keine Füllung peripherer Gefäße. Narkosevorgang bis auf einen kurzfristigen Blutdruckabfall auf 90 mmHg systolisch regelrecht. Nachfolgend „schwer erwacht" und „psychisch verändert".
Bei Untersuchung am folgenden Morgen bewußtseinsklar, jedoch auffällige Merkleistungsstörungen mit komplettem Visusverlust und starken Kopfschmerzen. Keine Anosognosie. EEG-Befund: im Gegensatz zu einem einen Monat zuvor abgeleiteten völlig normalen Befunde nunmehr ausgeprägter Hemisphärenbefund rechts mit frontotemporalem Maximum (Delta- und Subdelta-Wellen), bei leichter Allgemeinveränderung über der linken Hemisphäre. Retrogrades Cubitalis-Angiogramm rechts in Narkose o.B. Bei liegender Nadel Wiederholung der Untersuchung 18 min später: jetzt sehr kontrastschwache Füllung, wahrscheinlich infolge spastischer Engstellung der A. brachialis oder subclavia, evtl. als Folge der am Vortage erfolgten Angiographie bei offenbar abnormer Gefäßirritabilität. Untersuchung zwei Tage später: bewußtseinskar und allseits orientiert, neurologisch noch starke linksbetonte Visusminderung und Blickparese nach links mit ausgeprägten Dysmorphopsien. Mittelstarker Meningismus bei anhaltenden Hinterkopfschmerzen. Im EEG unveränderter Hemisphärenbefund rechts.
Untersuchung drei Tage später: deutliche Rückbildung des Visusverlustes mit Zeichen einer Hemianopsie nach links. Diffuse Kopfschmerzen. Mehrfach paroxysmales Weinen. Es besteht eine amnestische Lücke mit einigen Erinnerungsinseln über 2,5 Tage vom Beginn der Brachialis-Angiographie am 20. November bis zum 22. November 1975. Nachuntersuchung 24. November 1975: psychisch unauffällig bis auf leichte Antriebsminderung. Visus völlig intakt. Im EEG nur noch gering ausgeprägter Seitenhinweis rechts in Form flacher paroxysmaler Deltawellen. EKG: beginnende Sinusbradykardie, inkompletter Rechtsschenkelblock.
Nachuntersuchung 10./11. Dezember 1975: relatives Wohlbefinden, noch leichte Reizbarkeit. Hirnsubstanz-Szintigramm o.B. Im EEG noch diskreter rechtsseitiger temporooccipitaler Herdhinweis ohne Aktivierung hypersynchroner Aktivität unter Photostimulation, im Schlaf und nach dem Erwachen. Ophthalmologischerseits diskrete arteriosklerotische Veränderungen.
EEG-Kontrolle 13. Januar 1976: Normalbefund.

Zusammenfassung: 39jährige Geschäftsfrau, vom 26.–29. Lebensjahr Mischepilepsie bei normalem EEG. Nach neunjähriger Anfallsfreiheit seit einem Jahr Migränesyndrom und M. Raynaud. Nach orthograder Brachialis-Angiographie in Narkose mit Hinweisen auf abnorme Gefäßirritabilität 2,5 Tage anhaltender transient amnestischer Zustand mit corticaler Blindheit, leichter Blickparese nach links und heftigen Hinterkopfschmerzen. Ein in diesem Zustande ausgeprägter Hemisphärenbefund rechts normalisierte sich innerhalb weniger Wochen zusammen mit den neurologischen Ausfällen. Hirnsubstanz-Szintigramm und retrogrades Cubitalis-Angiogramm rechts o.B.

Ähnliche, jedoch in der Regel längerdauernde (24 h bis 4 Wochen) und mehrfach rezidivierende transient-amnestische Zustände wurden als Prodromi cerebro-vasculärer Insulte im vertebro-basilären Strombahngebiet (Whitty u. Lishman 1966), insbesondere des "amnesic stroke" (Dide u. Botcazo 1902; Mabille u. Pitres 1913; Yamaduri et al. 1977) beschrieben.

Ursächlich ist hier eine intermittierende Insuffizienz infolge arteriosklerotischer Wandveränderungen bzw. thrombotischer Verschlüsse beider Aa. cerebri posteriores und des oralen Basilarisabschnittes (Boudin et al. 1967; Rouzaud et al. 1973). Diese Zustände gehen zumeist mit neurologischen Begleitsymptomen seitens des Hirnstammes und des optischen Systems (Benson et al. 1974) sowie Zeichen visuell räumlicher und visuell motorischer Dyspraxie einher, oft mit Ausgang in Demenz (Shuttleworth u. Wise 1973; Mathew u. Meyer 1974). Ähnliche Bilder wurden bei cerebraler Thrombangitis obliterans (Cloake 1951, zit. nach Whitty u. Lishman 1966), fraglicher Arteriitis cranialis (Bolwig 1968) und als paroxysmale Manifestationsform der hypertensiven Encephalopathie (Kennedy u. Neville 1957; Whitty u. Lishman 1966) und der Wernicke-Encephalopathie bekannt (Mehraein u. Rothemund 1976).

Typisch für die hier beschriebenen amnestischen Zustände als Prodromi cerebro-vasculärer Insulte ist das folgende Fallbeispiel.

M., Elisabeth, geb. 9. Mai 1911, Hausfrau.
Familienanamnese: Ohne besondere Belastungen.
Eigenanamnese: Seit zehn Jahren Hypertonus und gelegentlich druckartiger Kopfschmerz, in letzter Zeit zusätzlich gelegentliche Schwindelsensationen.
Spezielle Anamnese: Am 7. Juni 1973 24stündiger amnestischer Zustand, in dem sie durch außerordentliche „Vergeßlichkeit" und mehrfach gleiche Fragen auffiel. Nach Rückbildung dieser Störung eine Woche später — unter starken Schwindelerscheinungen, Kopfschmerzen und Bewußtseinstrübung — subakute Ausbildung eines Decerebrationssyndroms (luzider Stupor, Coma vigile). Das bei der Aufnahme noch unauffällige EEG zeigte sich vier Tage später schwer allgemeinverändert ohne Herdbefund. Angiographisch subtotaler Verschluß der A. basilaris und beider A. cerebri posteriores mit komplettem Verschluß der Pars praecommunicalis A. cerebri posterioris links und der rechten A. communicans posterior.

Zusammenfassung: 62jährige Frau mit Hypertonus. Ca. 24stündiger transient amnestischer Zustand als Prodromalerscheinung eines schweren Hirnstamminsultes mit Decerebrationssyndrom.

Den amnestischen Episoden vergleichbare Zustandsbilder von 2—48 h Dauer wurden ferner — ohne neurologische Begleitsymptomatik — als Symptome basisnaher Raumforderungen bekannt, z.B. ausgedehntem chromophoben Hypophysenadenom (Hartley et al. 1974) sowie in den hinteren Anteilen des limbischen Systems (Boudin et al. 1968) und im Trigonumbereich (Aimard et al. 1971) gelegenen polymorphen Glioblastomen. Lisak u. Zimmermann (1977) beschrieben amnestische Episoden bei einem Tumor im hinteren Anteil der linken Hemisphäre. Protrahierte amnestische Zustände von drei Tagen bis zu mehreren Wochen Dauer fanden sich zudem bei einem Hämatom des linken Seitenventrikels (Heon et al. 1972) und eines Tumors des dritten Ventrikels (Williams u. Pennybacker 1954) mit Heilung nach operativer Entfernung sowie im Verlauf einer Subarachnoidalblutung (Godlewski u. Masquin 1969; Victor 1969).

Nur am Rande wird auf die zwei und mehr Wochen anhaltenden transient-amnestischen, einem reversiblen Korsakow-Syndrom vergleichbaren Zustände bei Meningo-Encephalitis (Conrad 1953), insbesondere Herpes-simplex-Encephalitis (Whitty u. Lishman 1966; Croft et al. 1973) verwiesen. Ähnlich wie bei den heute selteneren tuberkulösen Meningitiden kommt es je nach Abklingen des entzündlichen Prozesses zu einer entsprechend langen amnestischen Lücke bei ungestörten mnestischen Funktionen und ungestörter intellektueller Leistungsfähigkeit (Williams u. Smith 1954).

Sehr selten werden transitorische amnestische Zustände mit nachfolgender Amnesie bei disseminierter und diffuser Sklerose, bei präseniler Demenz (Kennedy u. Neville 1957) und bei M. Pick („halbautomatische Abläufe beiläufiger Handlungen", Mallison 1947) beschrieben. In der Differentialdiagnose amnestischer Episoden spielen diese Formen keine große Rolle.

„Amnestische Zustände" (Daniels 1934, zit. nach Roth 1962) als Ausdruck einer „Dissoziation des Schlafs" (Roth 1962) sind darüber hinaus als seltene Sonderformen auch des Narkolepsie-Syndroms bekannt. Diese auch als „Syndrom der Verhaltensautomation" beschriebenen, bis zu 90 min anhaltenden Zustandsbilder gehen gelegentlich mit Trugwahrnehmungen und bizarrem Verhalten einher. Vorwiegend in monotoner Umgebung können jedoch in solchen geordneten Dämmerzuständen koordinierte Handlungen erfolgen. Möglicherweise werden solche Bilder durch Schlafentzug und Medikamenteneffekte provoziert. Der physiologischen Bewußtseinseinengung in Schlafcyclen entsprechende retrograde Amnesien wurden hier allerdings nicht beschrieben.

Unter den sekundär cerebralen, toxisch-metabolischen Störungen sind differentialdiagnostisch die sogenannten hypoglykämischen Ausnahmezustände von großer Bedeutung (Stutte 1944; Schrappe 1963). Die Betroffenen zeigen — speziell beim Hyperinsulinismus des Inselzelladenoms (Bodechtel u. Spatz 1971; Cornette 1973) — meist in nüchternem Zustand rezidivierende, bis zu einstündige Perioden bizarren, schroff-aggressiven, eigentümlich mutistischen (Lennox 1943; Barbizet 1970) oder weitgehend geordneten (Bodechtel u. Spatz 1971) bis normalen Verhaltens (Romano u. Coan 1942). Neurovegetative Zeichen können fehlen. Pathologische EEG-Veränderungen sind nur im Zustande selbst nachweisbar. Hiervon abzugrenzen sind die ätiologisch unspezifischen amnestischen Durchgangs-Syndrome (Wieck u. Stäcker 1964), vorwiegend im Rahmen der CO-Vergiftung, der Urämie und anderer Autointoxikationen.

Gleichsam als „Amnesie-Effekt unterhalb der Anästhesieschwelle" (Mazzia u. Randt 1966) wurden amnestischen Episoden vergleichbare Zustände bei kontinuierlicher Einnahme auch barbituratfreier Hypnotika und Tranquilizer in niedriger Dosierung beobachtet (Murray et al. 1968;

Berner 1974). Kugler et al. (1975) beschrieben amnestische Episoden ohne erkennbare oder subjektive Schläfrigkeit, allenfalls mit leicht enthemmtem Verhalten und wechselndem Antrieb in der Folge bereits abgeschlossener Narkose- und Sedativa-Experimente an studentischen Versuchspersonen. Ein ähnliches Zustandsbild wurde nach akuter Valium-Intoxikation bekannt (Gilbert u. Benson 1972). Gregg et al. (1974) haben in Versuchen mit Diazepam 20–30minütige Störungen ausschließlich des mittelbaren Gedächtnisses gefunden ohne signifikante Beeinträchtigung der Bewußtseinslage und des intellektuellen Leistungsvermögens.

Die Wirkung von Oxychinolin (Clioquinol, Entero-Vioform), eines Darmdesinfizienz, hat einen offenbar ähnlichen Effekt mit transitorischen Amnesien von ein bis drei Tagen Dauer (Kaeser u. Wüthrich 1970; Kaeser u. Scollo-Lavizarri 1970; Kjaersgaard 1971; Mumenthaler et al. 1979). Das amnestische Syndrom wird hier gewöhnlich von Desorientiertheit und Verwirrtheit begleitet, allerdings ohne Bewußtseinstrübung, vereinzelt mit bleibenden Merkfähigkeitsstörungen (Kaeser u. Wüthrich 1970). Im Tierversuch ließen sich Zellnekrosen besonders im Bereich des Ammonshorns beidseits nachweisen (Püschner u. Fankhauser 1969).

Episodische Amnesien ohne Intoxikationszeichen werden schließlich außerordentlich häufig bei akuter und chronischer Alkoholeinwirkung beobachtet (Leavitt 1935; Lennox 1943). Für diese auch als "black outs" (Palimpsests) bezeichneten amnestischen Zustandsbilder (Whitty u. Lishman 1966; Berner 1974) mit geordnetem Verhalten sind offenbar akute Änderungen des Blutalkoholspiegels verantwortlich, weniger die absolute Höhe. Experimentelle Untersuchungen an chronischen Alkoholikern (Goodwin et al. 1969, 1970) wiesen auch hier ein über Stunden anhaltendes amnestisches Syndrom nach ohne Desorientiertheit mit nachfolgender Amnesie für die Testzeit. Interessant ist hier die Möglichkeit der Aufhellung der amnestischen Lücke durch erneute Alkoholapplikation (sogenanntes zustandsabhängiges Lernen; Goodwin et al. 1969).

Auch psychogene Zustände wie hypnotische und reaktive Dämmerzustände können wie die organischen Dämmerattacken mit erhaltener motorischer Aktivität und geordneter Handlungsfähigkeit einhergehen und müssen insofern in die Differentialdiagnose einbezogen werden. Im Gegensatz zum amnestischen Syndrom der organischen axialen Amnesien – insbesondere den amnestischen Episoden – zeigen die psychogenen Amnesien häufig einen Verlust der persönlichen „Identität" (Lennox 1943; Stengel 1966; Croft et al. 1973) mit einem entweder komplexen oder selektiven Erinnerungsverlust (Freud 1952; Lishman 1971) unangenehmer Erinnerungen oder aktueller Erlebnisse. Im Gegensatz zu organischen Amnesien ist dabei entweder die Merkleistung intakt (Fisher u. Adams 1964; Lishman 1971) oder das unmittelbare Gedächtnis stark behindert (Cornette 1973). Psychogene Amnesien können wenige Stunden bis mehrere Wochen anhalten (Abeles u. Schilder 1935; Croft et al. 1973) und sich nach Erreichen eines Ziels oder unter Suggestion relativ rasch zurückbilden (Cornette 1973). Ursächlich handelt es sich bekanntlich um ein — dem Totstellreflex oder psychogenen Körperstörungen entsprechendes — Konversionssyndrom bei zumeist psychoneurotischen, hysterischen oder intellektuell minderbegabten Persönlichkeiten (Kennedy u. Neville 1957; Bleuler 1972; Croft et al. 1973). Hier ist die Amnesie immer Ausdruck affektiver Absperrung und Verdrängung (Bash 1955; Bleuler 1972), ganz im Gegensatz zu den „passiven" Amnesien mit Gedächtnisstörungen bei Angstsyndromen oder cyclothymen Depressionen, wo Wahrnehmung und Reproduktion durch Hemmung behindert werden (Wieck 1974).

5 Amnestische Episoden bei Migräne

Vorwiegend unter ätiologischen und pathogenetischen Gesichtspunkten wird in diesem Kapitel noch einmal gesondert zur Migräne im Vorfeld amnestischer Episoden Stellung genommen. Die unter diesem speziellen Blickwinkel dargelegten epidemiologischen Parameter lassen dabei eine bemerkenswerte Übereinstimmung mit denen der Gesamtkasuistik erkennen.

Fall 17

B. Rudolf, geb. 9. Juli 1928, Kunsterzieher.
Familienanamnese: 76jährige Mutter leidet seit dem 30. Lebensjahr an klassischer Migräne, ebenso der jetzt 8jährige Sohn. Sonst keine Besonderheiten.
Eigenanamnese: Übliche Kinderkrankheiten, 1963/64 konservative Behandlung eines Magengeschwürs mit nachfolgend wiederholten gastritischen Beschwerden. Als 16/17-jähriger bereits mehrfach „Ohnmachten" mit Ohrensausen und Schwarzwerden vor den Augen ohne Bewußtlosigkeit und ohne Krampfen, insbesondere beim Tragen eines Stahlhelms. Seit dem 23. Lebensjahr zunächst ständige Kopfschmerzen im Scheitel-Schläfen-Bereich beidseitig, 1953 ohne Nachweis organischer Veränderungen stationäre neurologische Untersuchung. In der Folge anfallsweise einseitige, vom Nacken aufsteigende Kopfschmerzen mit Lärmempfindlichkeit und einer Dauer bis zu 24 h. Intensivierung und Häufung der Beschwerden im letzten halben Jahr. Provokation der Beschwerden durch besondere Haltung des Kopfes und durch unlustbetonte Situationen. Vegetative Anamnese unauffällig. Primärpersönlich stimmungslabil, aufbrausend und temperamentvoll, lebhafte Phantasie, Tagträumereien. Wegen beruflicher Entwicklung unzufrieden. Nach Auskunft des Hausarztes „bekannt psycholabiler und zu Depressionen neigender Patient".
Spezielle Anamnese: Er sei am 28. November 1978, dienstags, gegen 15.30 Uhr in den Garten gegangen, um eine Fichte zu fällen. Er habe zunächst – den Kopf im Nacken und mit erhobenen Armen – untere Äste abgeschlagen. 30 min später sei er, fahl im Gesicht, etwas ratlos und verstört, ins Haus gekommen, wo er wiederholt gefragt habe: „Was mache ich da draußen, warum fälle ich die Fichte?" Er habe sich nichts merken können. Bis auf ratloses Umherlaufen und mehrfach stereotype Fragen sei er sonst unauffällig gewesen, die Angehörigen habe er erkannt. Im weiteren Verlaufe hätten sich leichte diffuse Kopfschmerzen eingestellt, die sich nach Besserung der Gedächtnisfunktionen gegen 19.30 Uhr zunächst verstärkten. Neurologisch und kardiologisch ohne Besonderheiten. Am Folgetag völlig beschwerdefrei.
Untersuchung am Folgetag: Gibt Wohlbefinden an; er sei sich allerdings jetzt unsicher, ob er in Zukunft die jeweilige Situation real einschätzen und sich immer auf sich verlassen könne. Klinisch-neurologischer Befund o.B.; bei subjektiv verstärkter Kälteempfindung rechts keine objektivierbaren Sensibilitätsstörungen. Psychopathologisch und allgemein-körperlich einschließlich Blutdruck regelrechte Befunde. Röntgen-Schädel, Hirnsubstanz-Szintigramm, EEG einschließlich Ableitung im Schlaf und unter Hyperventilation o.B.

66

Zusammenfassung: 50jähriger Kunsterzieher mit einer klassischen, familär gehäuften Migräne und synkopalen Zuständen in der Vorgeschichte. Beim Absägen eines Astes plötzliches Auftreten einer vierstündigen amnestischen Episode mit sekundär hinzutretenden diffusen Kopfschmerzen. Sämtliche nach Abklingen der Episode erhobenen Befunde waren einschließlich eines Schlaf-EEGs normal. Kein Rezidiv.

Fall 18

P., Heinrich, geb. 19. April 1906, Gynmasiallehrer.
Familienanamnese: Mutter, zwei Brüder und Tochter stark migräneleidend. Beide Brüder verstarben 47- bzw. 48jährig infolge einer Aneurysmablutung.
Eigenanamnese: Seit seiner Kindheit anfallsweise wechselseitige Hemikranien mit einleitenden Flimmerskotomen und gelegentlicher Licht- und Lärmempfindlichkeit, Brechreiz und Erbrechen. Keine weiteren Begleitbeschwerden. Ab dem 50. Lebensjahr Häufung dieser Beschwerden mit gelegentlich kleineren schmerzhaften Hautblutungen der Finger und Hände. Primärpersönlich aktiv und ehrgeizig, stark in der Jugendarbeit engagiert.
Spezielle Anamnese: Der damals 59jährige berichtet über den 30. April 1965, einen Freitag: „Ich unterrichtete in der zweiten Stunde, 8.50 bis 9.30 Uhr, Mathematik ohne besondere Vorkommnisse, ging dann ins Luisa-Bad, löste eine neue Zehnerkarte und dann . . . die Erinnerung setzt wieder ein beim Mittagessen (13.45 Uhr) . . .Danach hielt ich einen Mittagsschlaf bis 15.30 Uhr (gegenüber normalerweise nur 15–30 min) . . . Von etwa 16.00 Uhr funktionierte das Gedächtnis wieder einigermaßen normal. Erkundigungen ergaben: Nach dem Bad bin ich in die Schule gegangen und habe noch eine Unterrichtsstunde gegeben, bei der ich sehr zerstreut gewesen sein soll . . .”
Befund während des Zustandes (Medizinische Poliklinik): „. . . Patient kann sich nicht genau erinnern, ob er heute Unterricht gegeben hat . . ., weiß nicht, wie er von der Schule hierher gebracht wurde. Kann sich nicht an den Namen seines Hausarztes erinnern, örtlich orientiert, jedoch zeitlich desorientiert . . . Kein Anfall von Bewußtlosigkeit beobachtet. Klinisch keinerlei Normabweichungen, EKG o.B.” Auch neuropsychiatrisch 5 Tage später unauffällig, insbesondere keine Merkleistungs- oder Orientierungsstörungen, jedoch mit noch anhaltenden Klagen über ein unbestimmtes Druckgefühl im Kopf wie nach einer Migräneattacke. EEG und Röntgenschädel-Befunde o.B. Carotis-Angiogramm rechts: geringe Zeichen eines arteriosklerotischen cerebralen Gefäßprozesses, kleines Aneurysma am Übergang von der Pars circularis zur Pars ascendens der A. cerebri anterior. Liquor und laborchemische Befunde einschließlich Blutzucker o.B., Serum-Cholesterin mit 350 mg% gering erhöht.
Nachuntersuchung 10 Jahre später (Dezember 1975): Ein Jahr nach der geschilderten ersten Episode ca. zehnminütiges Rezidiv. Migräneattacken haben in den letzten Jahren an Häufigkeit nachgelassen. Seit 5 Jahren nunmehr insgesamt dreimal wechselseitige anfallsweise Flimmerskotome ohne begleitende oder nachfolgende Cephalgien. Neurologischer und psychischer Befund wiederum ohne Besonderheiten. Keine über die Altersnorm hinausgehenden mnestischen Störungen. RR 150/90 mmHg. EEG-Kontrolle: unregelmäßiges, im Normbereich liegendes EEG; unter Hyperventilation in dieser Ausprägung nicht pathologische wechselseitige paroxysmale Aktivität.

Zusammenfassung: 59jähriger Gymnasiallehrer, seit seiner Jugend klassische Migräne bei ausgeprägter familiärer Migränebelastung. Bei oder nach dem Schwimmen aufgetretene, 7 h anhaltende amnestische Episode mit Erholung im Nachmittagsschlaf und nachfolgenden migräneartigen Kopfschmerzen. Neurologischer Befund einschließlich EEG und EKG unauffällig.

Carotis-angiographisch rechts geringe Zeichen eines arteriosklerotischen cerebralen Gefäßprozesses und kleines Aneurysma der A. cerebri anterior. Innerhalb des nachfolgenden 14jährigen Beobachtungszeitraumes ein Jahr später ein kurzes Rezidiv bei Rückgang der Migränehäufigkeit.

Fall 19

D., Helene, geb. 19. April 1912, Oberstudienrätin a.D.
Familienanamnese: Mutter Migräne, sonst keine einschlägigen familiären Belastungen.
Eigenanamnese: Seit dem 4. Lebensjahr klassische Migräne mit wechselseitigen Hemikranien, vereinzelt auch diffuse Kopfschmerzen mit begleitender Licht- und Lärmempfindlichkeit, Übelkeit, Appetitlosigkeit und nachfolgender Ruhebedürftigkeit mit einer durchschnittlichen Dauer von etwa 12 h, meist morgens beginnend mit Intervallen von etwa 4 Wochen, oft perimenstruell. Keine weiteren Begleitbeschwerden. Seit der Menopause im 47. Lebensjahr erheblicher Rückgang der Migränehäufigkeit mit nur noch ganz vereinzelten wechselseitigen temporalen oder diffusen Kopfschmerzen. Sonst nie ernstlich krank. Primärpersönlich sehr aktiv, energisch und temperamentvoll.
Spezielle Anamnese: Im Oktober 1974 erstmals in der Folge einer emotionalen Belastung aus dem Nachmittagsschlaf heraus akut aufgetretene zweistündige amnestische Episode. Sie wisse noch, daß sie ferngesehen habe. Inzwischen war Wäsche in der Badewanne. Es war ihr jedoch nicht erinnerlich, daß sie selbst gewaschen hatte. Sie vermutete zunächst, daß jemand in ihrer Wohnung war. Sie hatte sich ganz geordnet verhalten, den Fernseher ausgeschaltet, die Waschmaschine geleert und das Bad gesäubert. Bis auf eine Betroffenheit über dieses Ereignis keinerlei Folgebeschwerden.
Bei einer Untersuchung sechs Tage später psychisch und neurologisch o.B. Echo mittelständig. EEG, EKG und Röntgenschädel-Befunde unauffällig. HWS: mäßige Osteochondrose HW 5/6.
Zwei Jahre später, im Februar 1976, Rezidiv einer wiederum zweistündigen amnestischen Episode, die morgens nach dem Frühstück akut auftrat. Wenige Tage zuvor hatte sie einen leichten PKW-Unfall ohne Verletzungsfolgen, aber mit größeren Aufregungen. Sie wurde innerhalb dieser Episode den Verwandten durch zweimalige Anrufe innerhalb von 30 min mit identischem Inhalt auffällig. Sie wurde geordnet vorgefunden. Nachfolgend keine Folgebeschwerden, mnestische Leistungen weiterhin intakt. Seit Anfang Juni 1976 Torticollis-Beschwerden unklarer Genese.
Untersuchung vier Monate nach dem Rezidiv: psychisch und neurologisch wiederum unauffällig einschließlich eines Schlaf- und Wach-EEGs mit Photostimulation. Unauffällige Laborwerte.

Zusammenfassung: 64jährige, primärpersönlich aktive und temperamentvolle pensionierte Oberstudienrätin mit klassischer Migräne seit ihrer Kindheit. Migränebeschwerden seit der Menopause 47jährig deutlich rückläufig. 62- und 64jährig jeweils typische zweistündige amnestische Episode ohne jegliche Begleit- oder Folgebeschwerden. Seit drei Monaten Torticollis. Bei Nachuntersuchung psychisch und klinisch-neurologisch sowie elektroencephalographisch einschließlich Photostimulation und Schlafableitung unauffällig.

Fall 20

Sch., Lotte, geb. 24. März 1908, verheiratete pensionierte Lehrerin.
Familienanamnese: Zwillingsschwester der Mutter Epileptikerin. Tochter und Sohn leiden unter klassischer Migräne.
Eigenanamnese: 34jährig Keuchhusten. Von 1945–1950 Lungentuberkulose. 1954 Schädelbasisfraktur infolge Autounfall. Seit 12 Jahren labiler Hypertonus. Seit dem Tod des ersten Ehemannes 1962 Schlafstörungen. Im übrigen seit der Jugend anfallsartige, zumeist linksseitige Hemikranien mit Schwindel, oft nach Belastungen bis zu zweimal wöchentlich auftretend. Keine Begleiterscheinungen. In letzter Zeit durch die Betreuung des querschnittsgelähmten zweiten Ehemannes und der trotz Pensionierung fortgesetzten beruflichen Tätigkeit „geistig und körperlich überlastet". Primärpersönlich lebhaft, ständig beschäftigt.
Spezielle Anamnese: Am 30. November 1974, einem Sonnabendmorgen, habe sie Schwimmunterricht gegeben. An jenem Vormittag zunächst völlig unauffällig, sei sie plötzlich verwirrt und im Gesicht blaß und „eingefallen" erschienen. Bei der theoretischen Erörterung der Atemspende habe sie einzelne Sätze bis zu „50mal" wiederholt. Sie sei über die ersten 10% des Unterrichtsstoffes nicht hinausgekommen. Vom Bademeister auf das Ende der Stunde aufmerksam gemacht, habe sie geglaubt, es seien erst 5 min vergangen. Sie war zeitlich und örtlich desorientiert und vermißte ihre bereits entlassenen Schüler, die sich während der Stunde sehr amüsiert hatten. Die Gedächtnisstörung bemerkte sie selbst. Körperliche Beschwerden wurden nicht vorgebracht. RR zu diesem Zeitpunkt 160/100 mmHg.
Stationäre Aufnahme noch am gleichen Vormittag: allgemein-körperlich bis auf vegetative Stigmata (roter Dermographismus) ohne Besonderheiten. RR 180/100 mmHg, Pulsfrequenz um 100/min. Dabei bewußtseinsklar, zeitlich desorientiert, örtlich nur partiell, zur Person voll orientiert, psychomotorisch unruhig und durch ständig wiederholte gleiche Fragen auffällig. Zudem komplette Störung der Merkfähigkeit und des Neugedächtnisses mit einer über mehrere Jahre zurückreichenden Erinnerungsstörung. Altgedächtnis intakt. Neurologischer und elektroencephalographischer Befund einschließlich EKG unauffällig. Nachuntersuchung zwei Tage später: Amnestische Lücke von 4 h für den Vormittag des 30. November 1974. Neurologisch weiterhin o.B. Klagen über leichte linksseitige Schläfenkopfschmerzen. Sonst keine Besonderheiten.
EEG-Kontrolle drei Tage später: leichte Allgemeinveränderung mit links temporoparietal betonten Thetawellen. EEG-Kontrolle zehn Tage nach dem Ereignis: deutliche Rückbildung der Allgemeinveränderung und der focalen Unregelmäßigkeiten temporal links. Neurologisch zu diesem Zeitpunkt diskrete Rechtssymptomatik (rechtsbetonte Eigenreflexe, geringe Pronationstendenz der rechten Hand, leichte Mundastschwäche rechts). Weiterhin hypertone RR-Werte. Röntgenschädel-Befunde und Hirnsubstanz-Szintigramm o.B. Laborchemische Befunde bis auf eine geringe Erhöhung der Gesamtlipide (1100 mg%), eine geringe Hypokaliämie und leicht erhöhten Harnstoff (58,9 mg%) o.B. In der Folgezeit passagere leichte motorisch-dysphatische Störungen. kein Amnesierezidiv.

Zusammenfassung: 66jährige, primärpersönlich aktive, temperamentvolle pensionierte Lehrerin mit labilem Hypertonus und klassischer Migräne bei familiärer Migräne- und Epilepsie-Belastung. Im Rahmen einer körperlichen und psychischen Anspannung vierstündige amnestische Episode mit unauffälligem neurologischem und hirnelektrischem Befund im amnestischen Zustand und nachfolgenden Kopfschmerzen. Erst sekundäre, drei Tage später auftretende diskrete Rechtssymptomatik und passagere Allgemeinveränderung mit links temporo-parietal betonter Verlangsamung im EEG. Unter fortgesetzten Migränekopfschmerzen zwei Jahre später passagere motorisch-dysphatische Störungen, kein Amnesierezidiv.

Fall 21

St., Ethel, geb. 15. Juni 1927, Hausfrau und Ehefrau eines Ingenieurs.
Familienanamnese: Mutter und Schwester leiden unter Migräne, sonst keine Belastungen.
Eigenanamnese: 1945 Appendektomie, 1949 Rippenfell- und Lungenentzündung, 1955 Ulcus duodeni. Seit drei bis vier Jahren anfallsweise auftretende wechselseitig halbseitige, auch frontal oder occipital betonte Kopfschmerzen mit Übelkeit und vereinzelt einleitenden Flimmerskotomen. Keine besondere Rhythmik, keine Bindung an die Menstruationsblutungen, zumeist bei Aufregung und an Wochenenden. Dauer der Kopfschmerzen zwei bis drei Tage, in den Intervallen Beschwerdefreiheit. In letzter Zeit Druckgefühl im Hinterkopf. Seit einigen Monaten Menopause. Primärpersönlich aktiv-unternehmend, energisch.
Spezielle Anamnese: Anfang Februar 1976 — nach Geburtstagsvorbereitungen und vielen Gästen — Erinnerungslücke von 13.00—17.00 Uhr. Sie hatte sich zuvor noch ihre Haare gewaschen. Sie war allein. Der Ehemann fand sie über ihre Gedächtnisstörung weinend vor.
Ambulante Untersuchung drei Monate später: psychisch und neurologisch einschließlich EKG und Röntgenschädel-Befund o.B. Im EEG unter Hyperventilation mäßige zentrale unspezifisch abnorme Theta-Rhythmisierung, sonst einschließlich Photostimulation keine Auffälligkeiten. Eine angiographische Abklärung wurde abgelehnt.

Zusammenfassung: 48jährige, primärpersönlich aktive, energische Hausfrau, seit kurzem in der Menopause. Präklimakterisch beginnende klassische Migräne bei gleichsinniger familiärer Belastung mütterlicherseits. Offenbar in einer Entlastungssituation beim Haarewaschen auftretende, bislang einmalige amnestische Episode von vier Stunden Dauer mit begleitenden Hinterkopfschmerzen. Bei Nachuntersuchung im EEG mäßige zentrale unspezifisch abnorme Theta-Rhythmisierung. Neurologischer, psychischer und EKG-Befund o.B. Bislang kein Rezidiv.

Fall 22

K., Margarete, geb. 25. Januar 1909, Angestellte einer pharmazeutischen Fabrik.
Familienanamnese: Mutter, Großmutter und Großtante mütterlicherseits sowie Tochter stark migräneleidend. Großmutter mütterlicherseits Diabetes mellitus.
Eigenanamnese: Seit Menarche, 13jährig, vorwiegend linksseitige anfallsweise Halbseitenkopfschmerzen, zumeist perimenstruell, seit Menopause 1953 verstärkt mit zwei- bis dreimal wöchentlichen Migräneattacken. Seit 20 Jahren regelmäßiger Analgetica-Gebrauch. Im übrigen 1943 „Blutvergiftung", 1946/47 Cholangitis, 1948/49 trockene Rippenfellentzündung, seit 1948 leichte Gicht. 1956/57 Leberschaden. 1966 passagere Schilddrüsenüberfunktion, 1966/67 Magen- und Zwölffingerdarmgeschwüre mit seitdem rezidivierenden Magenschleimhautentzündungen, 1972 depressive Verstimmung, 1973 Angina pectoris, seit drei bis vier Jahren labiler Hypertonus. Primärpersönlich sehr antriebsreich, geschäftig.
Spezielle Anamnese: 59/60jährig, an einem nicht mehr erinnerlichen Tag des Jahres 1969, ca. dreistündige amnestische Episode. Sie war morgens wie häufig schon mit Übelkeit und Kopfschmerzen erwacht. In der Mittagspause am Arbeitsplatz dann

stärkeres Unwohlsein mit nachfolgender Erinnerungslücke bis etwa 16.00 Uhr. Sie fand sich mit starken Kopfschmerzen und von ihrer Tochter angesprochen zu Hause wieder. Nach Angaben ihrer Mitarbeiter war sie sowohl zeitlich wie örtlich desorientiert und fragte wiederholt und stereotyp: „Was ist los? Wo bin ich?" Dabei habe sie hilflos-apathisch gewirkt. Krampftypische Begleiterscheinungen bestanden nicht.
Ambulante Untersuchung zehn Jahre später: Bis auf eine periorale Unruhe neurologisch und psychisch, insbesondere auch seitens der mnestischen Funktionen, intakt. EEG einschließlich Photostimulation und EKG o.B.

Zusammenfassung: 60jährige, primär antriebsreiche Angestellte mit einer seit der Jugend bestehenden und seit der Menopause verstärkten klassischen, zumeist linksseitigen Migräne sowie zahlreichen wechselnden, vorwiegend psychosomatischen Beschwerden. Ausgeprägte familiäre Migränebelastung. Am Arbeitsplatz mittags spontane, mit einer Migränesymptomatik beginnende dreistündige amnestische Episode. Bei unverändert fortbestehenden Migräneattacken innerhalb eines zehnjährigen Beobachtungszeitraumes kein Rezidiv. Psychischer und neurologischer sowie EEG- und EKG-Befund bei Nachuntersuchung o.B.

Fall 23

St., Aloisa, geb. 16. Juni 1926, Hausfrau
Familienanamnese: Mutter Altersdiabetes. 19jährige Tochter vorwiegend prämenstruelle migräneartige Kopfschmerzen und Hypotonie.
Eigenanamnese: Seit ihrer Jugend anfallsartige, migräneartige, zumeist nackenbetonte Kopfschmerzen mit begleitendem Schwindelgefühl, Übelkeit und Brechreiz in Tages- bis Wochenabständen. Regelmäßige Einnahme von Optalidon spezial. Seit Januar 1974 Menopause. Primärpersönlich heiter, gesellig und aktiv, seit zwei Jahren ängstlicher und unsicherer.
Spezielle Anamnese: Am 4. Mai 1974, einem Sonnabend, gegen 8.00 Uhr morgens wie früher schon gelegentlich mit Kopfschmerzen und Schwindelgefühl erwacht. Bald darauf ungewohnt starke und zunehmende Gangunsicherheit. Während sie sich noch in gewohnter Weise im Haushalt betätigt, fällt den Angehörigen in der Folgezeit auf, daß sie „nichts behält", sich wiederholt nach gleichen Dingen erkundigt und keinerlei Erinnerungen an den vorausgegangenen Tag zeigt. Sie weint über ihren Zustand.
Bei der Klinikaufnahme gegen 12.00 Uhr des gleichen Tages Klagen über starke Stirnkopfschmerzen und Magenschmerzen, dabei bewußtseinsklar, jedoch zeitlich und örtlich desorientiert und ratlos. Es besteht eine schwere Merkleistungsschwäche mit einer retrograden Amnesie über ca. 36 h. Das personale und Altgedächtnis sowie das unmittelbare Gedächtnis sind erhalten. Neurologisch: positiver Babinski links, diskrete Facialis- und Hypoglossusschwäche rechts. RR 125/80 mmHg. Echoencephalogramm mittelständig. EEG: links temporo-basaler Herdhinweis in Form einer paroxysmalen unregelmäßigen Verlangsamung. EKG o.B. Gegen 16.00 Uhr graduelle Rückbildung der Symptomatik. Nachfolgend neurologisch und psychisch bis auf eine geringe Konzentrationsminderung unauffällig. Erinnerungslücke für die Zeit vor Eintreten des Drehschwindels vom Morgen des Aufnahmetages bis zur Einlieferung in die Klinik.
Kontrolluntersuchung zwei Tage später: leichte Rückbildung des Herdhinweises im EEG. Röntgenbefunde des Schädels und Hirnsubstanz-Szintigramm o.B. Rechtsseitiges Carotis- und linksseitiges Vertebralis-Angiogramm: geringe Zeichen eines arteriosklerotischen cerebralen Gefäßprozesses. Laborchemische Befunde, insbesondere Blutzuckerwerte und Elektrolyte unauffällig. Innerhalb der nachfolgenden zwei Jahre kein Rezidiv, jedoch fortgesetzte paroxysmale migräneartige, vorwiegend occipitale Kopfschmerzen.

Zusammenfassung: 48jährige Hausfrau, seit ihrer Jugend Cephalaea vaso-motorica (common migraine) bei familiärer Migränebelastung. Leichte klimakterische Verstimmung. Beim morgendlichen Aufwachen mit Stirn-kopfschmerzen, starkem Drehschwindel und Gangunsicherheit einherge-hende spontane amnestische Episode mit einer Erinnerungelücke von etwa 8 h. Im amnestischen Zustand passagere Alternanssymptomatik und in der Folge rückläufiger, diskreter links temporo-basaler Herdhinweis im EEG. Angiographisch geringe Zeichen eines arteriosklerotischen cerebralen Gefäßprozesses, Kein Rezidiv.

Fall 24

G., Paul, geb. 20. April 1923, Postinspektor.
Familienanamnese: Ein Bruder leidet unter migräneartigen anfallsweisen Kopfschmer-zen, Hypertonus und leichtem Diabetes mellitus. Sonst keine familiären Belastungen.
Eigenanamnese: Als Kind Masern, Windpocken, Keuchhusten, häufig Anginen. 1943 Mumps und Diphtherie, 1945 Append- und Tonsillektomie. Zwischen 1963 und 1973 mehrfach Nierensteinoperationen. 1970 Epithelkörperchen-Entfernung.
Seit 10—15 Jahren anfallsweise auftretende Kopfschmerzen, teils im Stirn-, teils im Nackenbereich, auf Ergo-Lonarid ansprechend. Ausgelöst durch Streß, innere Erregung, Wetterumschlag und Alkoholgenuß. Keine Begleitbeschwerden. Seit 10 Jahren Hyper-tonus, seit 5—6 Jahren diätetisch eingestellter Diabetes mellitus. Allergie gegen Rönt-genkontrastmittel und Dextran. Primärpersönlich ehrgeizig und leicht verletzbar.
Spezielle Anamnese: An einem Sonntag, den 7. August 1977, war er nach einem Kir-chenbesuch zusammen mit der Ehefrau vormittags im Schwimmbad gewesen. Gegen ungefähr 10.00 Uhr sei er etwa 1.000 m geschwommen, angeblich etwas schneller als sonst. Unmittelbar danach sei er durch wiederholte Fragen („Was ist los?") auffällig geworden, er habe seine eigenen Kleider nicht erkannt, sich dann jedoch selbst angezo-gen. Im zuständigen Heimatkrankenhaus dann unruhig und zeitlich und örtlich nicht voll orientiert.
Bei fortwährender Symptomatik am Spätnachmittag Klinikaufnahme. Klagen über frontale Kopfschmerzen und wiederholte Fragen: „Habe ich einen Schlaganfall? War es das Wetter?" Psychischer Befund: Retrograde Amnesie bis einschließlich des frühen Morgens des gleichen Tages, unmittelbares Gedächtnis (Zahlen nachsprechen, Kopf-rechnen, Reihen bilden) prompt und sicher, Merkfähigkeit schwer gestört, dabei ratlos und verunsichert, zeitlich desorientiert, örtlich orientiert. Keine Bewußtseinstrübung, keine agnostischen oder apraktischen Störungen. Internistisch und neurologisch in der ausklingenden Episode: auffällig mäanderförmige Schlängelung und Druckschmerz-haftigkeit der Temporal-Arterien beidseits mit perivasculärer Ödembildung in diesem Bereich. Neurologischerseits sonst — bis auf eine vorbestehende Hypakusis rechts — keine Normabweichungen. RR 190/120 mmHg beidseits, Pulsfrequenz um 66/min. EEG und EKG o.B.
Untersuchung am Folgetage: Bei fortgesetzten Klagen über frontale Spannungskopf-schmerzen psychisch einschließlich der Merkleistung und Orientierung unauffällig. Komplette Erinnerungslücke von 10.00—16.00 Uhr und partielle Erinnerungslücke bis 21.00 Uhr des Vortages. Internistisch und neurologisch: Temporal-Arterien im Haut-niveau gelegen und nicht druckschmerzhaft. RR 150/100 mmHg, Pulsfrequenz 66/min. Hirnsubstanz-Szintigramm o.B., Röntgen-Schädel o.B., HWS: geringe degenerative Ver-änderungen. Thorax: Zwerchfell, Lunge und Aorta o.B. Ophthalmologisch: Presbyopie, hypertonische Fundusveränderung, kein Anhalt für Arteriitis. Laborbefunde sämtlich unauffällig. Lumbaler Liquor: Zellzahl im Grenzbereich (14/3 Lymphocyten), mäßig-gradige Gesamteiweißvermehrung (53,4 mg% GE) bei normalem IgG-Gehalt.

72

EEG-Kontrolle drei Tage später: Im Schlaf-EEG unspezifisch abnorme small-sharp-spikes bifronto-temporo-basal. Unter Hyperventilation aktivierte generalisierte paroxysmale Dysrhythmie. Unter Photostimulation keine Besonderheiten.

Zusammenfassung: 54jähriger Postinspektor, seit 15 Jahren Cephalaea vasomotorica, seit 10 Jahren Hypertonus, Allergiebereitschaft. Nach dem Schwimmen ca. sechsstündige amnestische Episode mit begleitenden und nachfolgenden frontalen Spannungskopfschmerzen und prall gefüllten, druckschmerzhaften Temporal-Arterien beidseits während der Episode. In der Ausklingphase — bei ausgeprägter Merkfähigkeitsstörung, retrograder Amnesie, Ratlosigkeit und Verunsicherung — internistischer und neurologischer Befund bis auf RR-Erhöhung einschließlich EEG und EKG unauffällig. Völlige Erholung im Schlaf. Kein Rezidiv.

Fall 25

K., Irmgard, geb. 1. Mai 1924, Hausfrau und Ehefrau eines Versandarbeiters.
Familienanamnese: Großmutter und -onkel väterlicherseits fraglich hirnorganische Anfälle, sonst keine familiäre Belastung.
Eigenanamnese: 1954 Schlüsselbeinfraktur. Menopause seit etwa sechs Monaten. Seit zwei Jahren unregelmäßige, anfallsweise diffuse Kopfschmerzen in Intervallen von einigen Monaten, nach Bohnenkaffee beschwerdefrei. Primärpersönlich eher ruhig und zurückhaltend.
Spezielle Anamnese: Am 22. März 1976, einem Montag, nach Berufstätigkeit am Vormittag, gegen 12.00 Uhr mittags Erinnerungsverlust bis 17.00 Uhr mit der nachfolgenden Vorstellung, nur ein „kurzes Nickerchen" gemacht zu haben. Sie hatte in diesem Zeitraum, ohne sich zu erinnern, Wäsche abgenommen und Essen bereitet. Kopfschmerzen bestanden nicht. Nach fremdanamnestischen Angaben dabei geordnetes Verhalten mit wiederholten Fragen, die auf eine retrograde Amnesie für den Morgen dieses Tages schließen lassen. Die Behinderung wurde von der Patientin registriert, weitere Beschwerden bestanden nicht. Nachfolgend noch langsam und „tapsig", stärkere Müdigkeit.
Bei der Untersuchung am Folgetage psychisch und neurologisch bis auf einen rechts fehlenden PSR o.B. RR um 170/110 mmHg. Röntgenbefunde des Schädels und der HWS sowie EEG einschließlich Hyperventilation und Photostimulation unauffällig. Im EKG mit einem Sympathicotonus zu vereinbarender erniedrigter ST-Abgang bei sonst normalem Erregungsablauf.

Zusammenfassung: 52jährige Hausfrau. Menopause seit einem Jahr. Seit zwei Jahren Cephalaea vasomotorica (common migraine) ohne familiäre Migränebelastung bei jedoch fraglichen hirnorganischen Anfällen in der Familie väterlicherseits. Fünfstündige amnestische Episode ohne Begleitbeschwerden, nachfolgend leichte Ataxie und Müdigkeit. Bei Nachuntersuchung am Folgetag psychisch und klinisch-neurologisch einschließlich EEG und Röntgenbefund des Schädels und der HWS bis auf hypertone Blutdruckwerte unauffällig. Unter fortgesetzten paroxysmalen Cephalalgien kein Amnesierezidiv.

Fall 26

G., Martha, geb. 3.Dezember 1922, Hausfrau und ehemals kaufmännische Angestellte.
Familienanamnese: Keine besonderen Belastungen.
Eigenanamnese: Als Kind Masern und Gelbsucht, 1957 Gelenkrheuma, nachfolgend
Tonsillektomie und Zahnsanierung. 1971 Gallenkoliken und Magenschleimhautentzün-
dung, 1970 und 1973 Kieferhöhlenoperation. In den letzten Jahren uncharakteristi-
sche Rückenbeschwerden. Schon immer niedriger Blutdruck, vor 20 Jahren und nochmals vor 4 Jahren anläßlich psychischer Belastungen „Ohnmachten" mit nachfolgen-
dem Kribbeln in den Fingerspitzen. Allergie gegenüber Reverin und Tanderil. Seit
15 Jahren anfallsweise stundenlange vorwiegend Scheitel- und Hinterkopfschmerzen
ohne Begleitbeschwerden. Unregelmäßiges Auftreten in Abständen von Tagen bis zu
einer Woche, besonders unter Belastung und bei Wetterwechsel. In letzter Zeit Zunahme
der Intensität und Häufigkeit mit vorübergehendem Schmerzmittel-Mißbrauch. Nach
Berufsaufgabe Beschwerderückgang. Seit einem Jahr Menopause. Derzeit depressive,
leicht hypochondrisch getönte Verstimmung. Primärpersönlich ehrgeizig, strebsam,
energisch und willenstark, „Mann in der Familie".
Spezielle Anamnese: Am 16. Juli 1977, einem Samstag nachmittag, nach Arbeiten im
Garten „komisches leichtes Gefühl" und beidseitige Taubheit im Schläfenbereich.
Habe sich gegen 17.30 Uhr hingelegt, wirkte nachdenklicher, weniger gesprächsfreudig,
sonst jedoch unauffällig. Nach 2 h wurde sie im Schlafzimmer vorgefunden mit zahlreichen Schlüsseln in der Hand: „Was ist mit mir? Was will ich machen? Wo wollen wir
denn hin?" Sie sah dabei ständig auf die Uhr, wirkte bedächtig, ratlos und „in sich
zusammengesunken". Konnte sich an den Verlauf des vergangenen Tages und den Vorabend nicht erinnern.
Bei der Klinikaufnahme am gleichen Abend Klagen über Benommenheit und leichten
diffusen Kopfdruck. Psychisch: ausgeprägte Erinnerungslücke für die Zeit von 16.30—
19.00 Uhr mit einigen Erinnerungsinseln gegen Schluß der Episode. Die Unterhaltung
falle ihr noch schwer, sie fasse nicht auf, was sie lese. Es lassen sich schwere Merkfähigkeitsstörungen objektivieren bei psychomotorischer Verlangsamung. Internistisch und
neurologisch bis auf einen mit systolisch 170 mmHg erhöhten Blutdruck in der ausklingenden Episode unauffällig.
Am Folgetage völlige Erholung. Psychischer Befund o.B. bei einer amnestischen Lücke
für den Zeitraum von 16.30—20.00 Uhr des Vortages. RR im Normbereich. EKG o.B.
Röntgenaufnahmen des Schädels, simultanes Cubitalis-Angiogramm beidseits sowie
Carotis-Angiogramm links o.B., ebenso Hirnsubstanz-Szintigramm und lumbaler
Liquor. Laborwerte sämtlich ohne Besonderheiten.
EEG-Befund 5 Jahre vor der Episode (August 1972): normales Grund-EEG mit unspe-
zifisch abnormen zentralen Theta- und Delta-Wellen unter Hyperventilation.
EEG-Kontrolle 2 Tage nach der Episode: im Wachzustand bifronto-temporale paroxys-
male Verlangsamung im Maximum links temporal und eingestreuten sharp-wave-ähnli-
chen Abläufen, sonst wie Vorbefund.
EEG-Kontrolle 5 Tage nach dem Ereignis: keine Befundänderung, unter Photostimula-
tion keine Normabweichungen. Ein Schlaf-EEG kommt nicht zustande.
EEG-Kontrolle 1ì Tage nach der Episode: Rückgang der bitemporalen paroxysmalen
Verlangsamung mit Linksüberwiegen.
Anfang September des gleichen Jahres — anläßlich einer Beerdigung — fraglich erneute,
allerdings sehr kurze amnestische Episode.

Zusammenfassung: 54jährige vormalige kaufmännische Angestellte, Neigung zu synkopalen und allergischen Reaktionen, seit zwei Jahren Cephalaea vasomotorica, seit einem Jahr Menopause. Nach Gartenarbeiten
knapp vierstündige amnestische Episode mit passagerer RR-Erhöhung und
völliger Erholung im Schlaf. Im EEG — nicht vorbestehend (!) und innerhalb

74

von 14 Tagen rückläufig – bitemporale paroxysmale Verlangsamung mit eingestreuten sharp-wave-ähnlichen Abläufen. Internistischer und neurologischer Befund einschließlich kontrastradiologischen, hirnszintigraphischen und Liquoruntersuchungen o.B. Fragliches kurzes Amnesierezidiv zwei bis drei Wochen später.

Fall 27

Sch., Heinrich, geb. 28. April 1924, Berufskraftfahrer, ehrenamtlicher Gemeindevorstand.
Familienanamnese: Mutter lebenslang Beschwerden im Sinne einer Cephalaea vasomotorica, teils mit gesichtsneuralgischen Sensationen. Sonst keine weiteren Belastungen.
Eigenanamnese: Als Kind Scharlach, 1956 2/3-Resektion des Magens wegen rezidivierender Magenulcera, 1972 Unterschenkelfraktur. Seit zwei Jahren vorwiegend abendliche Atembeklemmung und seit einem Jahr anfallsweise, meist bei Wetterwechsel auftretende beidseitige frontale Kopfschmerzen, einige Stunden anhaltend, meist nachmittags und auch nachts bis zum frühen Morgen dauernd. Keine Begleitbeschwerden. Seit kurzem Kontrastmittel-Allergie bekannt. Primärpersönlich ehrgeizig, leistungsmotiviert, dabei leicht verletzbar.
Spezielle Amanese: Aus völligem Wohlbefinden heraus am 5. Oktober 1977, einem Mittwoch, beim LKW-Fahren plötzlich stechende Schmerzen im Oberbauch und linken Brustkorb. Erinnert sich nicht, ob und wie er den LKW verlassen habe und wie er in die Klinik gekommen sei. Nach fremdanamnestischen Angaben keine Bewußtseinstrübung, kein Kollapszustand, außer Schmerzangaben während des fraglichen Zeitraums keine Auffälligkeiten.
Bei Aufnahme in der Medizinischen Klinik Klagen über Parästhesien in beiden Beinen und im linken Arm sowie kolikartige Schmerzen, die nach Nitrolingual rasch rückläufig sind. Psychisch: voll ansprechbar, nicht bewußtseinsgetrübt, jedoch zeitlich und örtlich desorientiert, ratlos-erstaunt (Angaben über mnestische Leistungsstörungen zu jenem Zeitpunkt liegen nicht vor.) Die volle Orientierung stellte sich etwa 30 min nach der stationären Aufnahme ein. Internistisch leichte Abwehrspannung und Druckschmerz unterhalb des rechten Rippenbogens bei Zustand nach Billroth II-Operation, Varicosis cruris, sonst o.B. RR 130/80 mmHg, Puls um 80/min. Neurologischer Befund ebenfalls o.B. EKG und EEG einschließlich Photostimulation am Folgetag ebenfalls regelrecht. Außer einer einstündigen Erinnerungslücke für den Vormittag des 5. Oktober 1977 psychisch und neurologisch auch in der Folge ohne Besonderheiten.

Zusammenfassung: 53jähriger Berufskraftfahrer, Zustand nach 2/3-Resektion des Magens und Allergiebereitschaft. Cephalaea vasomotorica seit einem Jahr. Zusammen mit dem Auftreten einer Oberbauchkolik ca. einstündige amnestische Episode mit Kribbelparästhesien der Extremitäten in der Abklingphase. Internistischer, neurologischer und psychischer Befund einschließlich EEG mit Photostimulation und EKG o.B.

Ergänzend zu den 16 hier dargestellten eigenen Beobachtungen amnestischer Episoden bei Migräne wurden 45 identische Fallmitteilungen aus der Literatur analysiert. Diese insgesamt 61 Einzelbeobachtungen – darauf wurde bereits hingewiesen – stellen einen Anteil von über 16% der etwa 460 ausgewerteten Einzelfälle amnestischer Episoden. Die restlichen der annähernd 750 in der Literatur mitgeteilten Beobachtungen waren unter diesen speziellen Gesichtspunkten mangels näherer Angaben nicht auswertbar.

Unter diesen 61 Fällen fand sich 25mal eine klassische Migräne (die vorliegenden Fälle 2, 10, 11, 17, 18, 19, 20, 21, 22, Fall 2 von Fisher u. Adams 1964, Fall 2 von Evans 1966, drei Fälle von Fau et al. 1970, sechs Fälle von Caplan et al. 1978 sowie ein Fall von Godlewski 1968, Gilbert u. Benson 1972, Dogan et al. 1972, Croft et al. 1973 und Erkulvrawatr et al. 1979) und 10mal eine Cephalaea vasomotorica (common migraine) (die vorliegenden Fälle 9, 23, 24, 25, 26, 27 und je ein Fall von Fisher u. Adams 1964, Evans 1966, Barbizet 1970 und Caplan et al. 1978).In acht Fällen (Bergouignan 1967; Passeri et al. 1968; v.Roll 1970; Dogan et al. 1972; Müller 1975; Rowan u. Protass 1979) wurden langjährige paroxysmale Cephalgien berichtet, die im Sinne eines Vasomotorenkopfschmerzes der common migraine zuzurechnen wären. In zwölf Fällen war mangels differenzierter Angaben der Migränetyp nicht bestimmbar, in zwei weiteren (Poser u. Ziegler 1960; Flügel 1975) ließ sich nicht zwischen einer klassischen Migräne und einer common migraine differenzieren. Zweimal fand sich eine ophthalmische Migräne (Fau et al. 1970; Laplane u. Truelle 1974), einmal eine Migraine accompagnée (Mumenthaler et al. 1970). Im Fall 1 der vorliegenden Kasuistik bestand lediglich eine familiäre Migränebelastung (Abb. 7).

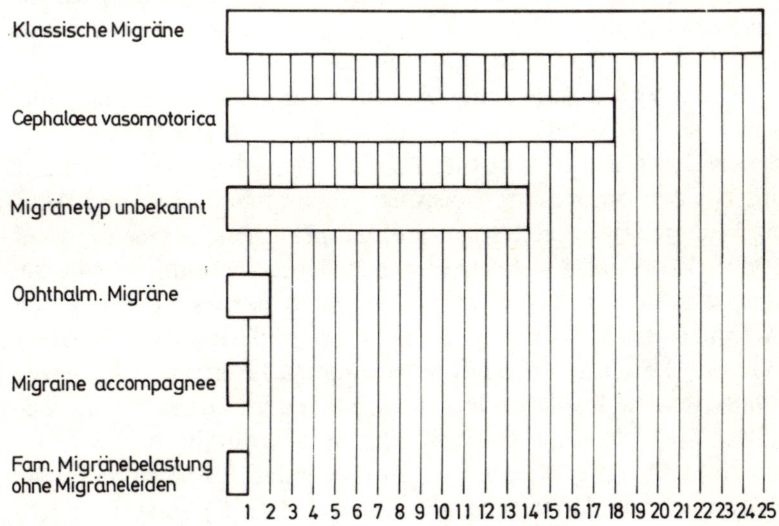

Abb. 7. Amnestische Episoden bei Migräne: Anteil der verschiedenen Migränetypen (eigene und Literaturfälle), n = 61

Soweit zu beurteilen, boten sich in keinem der Fälle — mit Ausnahme der angiographisch nachgewiesenen Subclaviastenose links im Falle 8 — Zeichen eines über altersentsprechende Befunde hinausgehenden organischen Gefäßprozesses, keine Hinweise auf thromboembolische Vorgänge, raumfordernde Prozesse, Schädelhirntraumen, metabolisch-toxische Störungen oder hirnorganische Anfälle. Lediglich im Fall 1 von Evans (1966) wird die Kombination mit einer Temporallappenepilepsie diskutiert. In drei unserer Migränefälle (Fall 11, 20 und 25) bestand eine Epilepsie in der engeren Familienumgebung. Das typisch organische Muster amnestischer Episoden aller Fälle läßt im übrigen — ungeachtet der in Einzelfällen gestörten psychischen Ausgangslage und der gelegentlichen Neigung Migränekranker zu psychogenen Mechanismen (Wolff 1963) — psychogene Amnesieformen grundsätzlich ausschließen.

Entsprechend der bei Migräne geläufigen Verteilung (Literatur siehe Rompel u. Bauermeister 1970; Heyck 1975) zeigt sich auch in den vorliegenden Fällen eine Dominanz des weiblichen Geschlechts. 12 unserer 16 Migränepatienten sind Frauen, dies korrespondiert — in Unkenntnis der Geschlechtsverteilung der Fälle von Fau et al. (1970), Barbizet (1970), Vroom (1973) und Laplane u. Truelle (1974) — mit den aus der Literatur ermittelten Angaben. Das Manifestationsalter ist weit gestreut. In unseren Fällen liegt es zwischen dem 37. und 67. Lebensjahr, in den Literaturfällen zwischen dem 19. und 68. Lebensjahr mit dem Schwerpunkt allerdings jenseits des fünften Lebensjahrzehntes.

Die soweit zugänglichen Angaben zur Primärpersönlichkeit der Betroffenen sind bemerkenswert, insbesondere in der Übereinstimmung mit denen der Gesamtkasuistik. Es sind Menschen, die sich im Berufsleben durch einen besonderen Leistungswillen auszeichnen und der Vorstellung vom ehrgeizigen, abgespannten, empfindlichen Migränekranken (Wolff 1963; Schwöbel 1967) entsprechen. Übereinstimmend mit den Beobachtungen in den vorliegenden Fällen haben Barolin (1976) als gemeinsames Merkmal Migränekranker die nicht manuelle Berufstätigkeit und Planz u. Maxion (1978) deren erhöhte Neigung zu „Nervosität", Depressivität, vermindertem Selbstvertrauen und niedriger Toleranzschwelle gegenüber „Streß" jeglicher Art als signifikant herausgestellt.

Acht Migränepatienten der vorliegenden Kasuistik befanden sich zum Zeitpunkt des Auftretens der amnestischen Episode in einem ängstlich- bzw. depressiv-verstimmten, emotional erregten oder übermüdeten Zustand. In den Literaturfällen werden zumeist Anzeichen einer Überlastung (Bergouignan 1967; von Roll 1970; Dogan et al. 1972; Müller 1975), seltener einer Entlastungssituation im Vorfeld beschrieben (Evans 1966). Schwimmen oder Duschen (Temperaturreize) sind häufige Gelegenheitsursachen wie in den vorliegenden Fällen 18, 20 und 24 und in den beiden Fällen von Fisher u. Adams 1964. Besonders hervorzuheben ist das Bestehen einer Schwangerschaft in den Fällen von Mumenthaler et al. (1970) und Flügel (1974). Psychische Streßfaktoren (anstrengende berufliche Tätigkeit, wenig Schlaf, Schmerzen, Aufregung) (Barolin 1976), lange Autofahrten, angiographische bzw. das Herz-Kreislaufsystem betreffende Maßnahmen (Rompel u. Bauermeister 1970; Janzen et al. 1972; Kaeser 1975; Heyck 1975; Caplan et al. 1976) und biologische Krisensituationen sind auslösende und modifizierende Faktoren auch der Migräne (Frank 1976). Sowohl in der Manifestation des Migränekopfschmerzes und dessen Äquivalenten wie der amnestischer Episoden kommt diesen Faktoren eine Triggerfunktion zu.

Das psychopathologische Zustandsbild sämtlicher hier ausgewerteter amnestischer Episoden bei Migräne entspricht den eingangs beschriebenen Einzelheiten. Die Rückbildung erfolgt — wie bereits allgemein dargestellt — zumeist graduell und besonders nachhaltig im Schlaf (s. hierzu Fall 1, 2, 9, 18 und 24).

Von besonderem Interesse ist auch hier eine Reihe von Begleitbeschwerden, die bezüglich ihrer Wertung von der beeindruckenden amnestischen Symptomatik gewöhnlich etwas in den Hintergrund gedrängt werden. Kopfschmerzen sind sicherlich die häufigsten, wenn auch nicht obligaten Beschwerden (Godlewski 1968; Dogan et al. 1972; Gilbert u. Benson 1972; Laplane u. Truelle 1974). Frontal oder occipital betont, halbseitig, umschrieben lokalisiert oder auch diffus setzen sie zumeist erst nach Beginn der amnestischen Episode ein und können diese überdauern (Fall 1, 2, 11, 17 und 24). Weniger häufig treten Kopfschmerzen zugleich mit der amnestischen Episode auf oder gehen ihr voraus (Fall 3 und 22). In je einem Fall von Dogan et al. (1972) und Croft et al. (1973) sowie in vier Fällen von Caplan et al. (1978) wurden amnestische Episoden von typischen Migränesymptomen eingeleitet. In Fall 18 und 20 der vorliegenden Kasuistik stellten sich die Cephalgien wie in einem anderen Fall von Caplan et al. (1978) erst nach Abklingen der amnestischen Episode ein.

Nicht selten wird begleitendes Schwindelgefühl (Fall 2 und 23, Fälle von Fisher u. Adams 1964 und Croft et al. 1973) und Übelkeit (Fall 2 und 22, Fälle von Roll 1970) vorgebracht. Eindrucksvoll sind hartnäckige, begleitende kolikartige Abdominalbeschwerden, Frösteln (Fall 2 und 23) und begleitendes Druckgefühl in der Herzgegend mit Atembeklemmung (Fall 11). Vegetative Beschwerden dieser Art einschließlich Durchfall und Herzsensationen sind neben Kopfschmerzen, Übelkeit und Schwindel charakteristische Begleitsymptome einer Migräneattacke (Flatau 1912; Graham 1968; Heyck 1975; Kaeser 1975). Bemerkenswert sind in diesem Zusammenhang die im Fall 24 während der Episode prall gefüllten und druckschmerzhaften, nach Abklingen der Episode dann unauffälligen beidseitigen Temporal-Arterien. Die im vorliegenden Fall 2 auffällige, mit dem Beschwerdesyndrom flüchtige, relative Leukocytose und Lymphopenie entsprechen möglicherweise einem autonomen Hirnstammphänomen, das zusammen mit anderen Zeichen (Mydriasis, Hyperreflexie, Schwitzen, Tachykardie) auch beim sogenannten vegetativen cerebralen Dämmerzustand bekannt ist (Selbach 1953). Nur in 6 der insgesamt 16 geschilderten Fälle amnestischer Episoden bei Migräne wurden keine Begleitbeschwerden vorgetragen.

Der während oder nach der Episode erhobene neurologische Befund in diesen Fällen ist dürftig. Lediglich im Fall 23 wurde während der Episode – ähnlich der passageren Herdsymptomatik insbesondere bei Migraine accompagnée (Bruyn 1968; Fisher 1968) oder Basilaris-Migräne (Bickerstaff 1961) – eine diskrete passagere Alternans-Symptomatik (positiver Babinski links, diskrete Facialis- und Hypoglossusschwäche rechts) gefunden. Im Fall 20 entwickelte sich erst 5 Tage nach Abklingen der amnestischen Episode eine diskrete Rechtssymptomatik. Im vorliegenden Fall 10 war eine Halbseitensymptomatik infolge eines „Paroxysmal-Insultes" bei Migräne vorbestehend. In der Literatur wurde Horizontalnystagmus (Poser u. Ziegler 1960), leichte Schwäche und Dysdiadochokinese des rechten Armes (von Roll 1970) und Hemianopsie nach rechts (Godlewski 1968) beschrieben.

Hirnelektrische Befunde sind wenig einheitlich. Von den erwähnten insgesamt 61 Fällen amnestischer Episoden bei Migräne wurden – soweit zu beurteilen – nur 7 unmittelbar im Verlauf einer Episode hirnelektrisch untersucht. Es sind dies der Fall 4 von Flügel (1974) und sechs Fälle der vorliegenden Kasuistik (Fall 1, 2, 10, 20, 23 und 24). Vier dieser Fälle (Fall 1, 10, 20 und 24) zeigten im Wach-EEG Normalbefunde. Im Fall 1 und 24 wurden erst im Schlaf-EEG an Folgetagen fronto-temporal wechselseitige sharp waves nachgewiesen. Im Fall 20 kam es im Intervall am dritten und zehnten Tag zu einer passageren leichten Allgemeinveränderung mit links-temporalen Thetawellen. In den Fällen 2 und 23 fand sich ein Herdbefund temporo-basal links bzw. temporo-occipito-basal rechts während der Episode, der sich innerhalb von vier Wochen komplett bzw. leicht zurückbildete. Flügel (1974) beschrieb in dem von ihm beobachteten Falle eine geringe Allgemeinveränderung und fokale Dysrhythmie links occipital im amnestischen Zustand.

Die meisten hirnelektrischen Untersuchungen erfolgten erst nach Abklingen der Episode. Hierbei zeigten sechs Fälle der vorliegenden Migränekasuistik (Fall 11, 17, 19, 22, 25 und 27) einen Normalbefund ebenso wie einige Fälle der Literatur (Fisher u. Adams 1964; Evans 1966; Bergouignen 1967; Gilbert u. Benson 1972; Cornette 1973; Croft et al. 1973; Laplane u. Truelle 1974; Müller 1975). Die abnormen EEG-Befunde zeigten entweder ein- oder beidseitige temporale focale Verlangsamungen (Godlewski 1968; Dogan et al. 1972; Laplane u. Truelle 1974) oder zusätzliche temporal betonte ein- oder doppelseitige sharp waves oder spikes (Evans 1966, Vroom 1973 und vorliegender Fall 26). In letzterem Falle klang eine zwei Tage nach der amnestischen Episode auffällige, anläßlich einer Voruntersuchung noch nicht nachweisbare bifronto-temporale Verlangsamung mit eingestreuten sharp-wave-ähnlichen Abläufen innerhalb von elf Tagen ab. In den übrigen Fällen fand sich ein leicht abnormes bzw. leicht allgemeinverändertes EEG. Im Fall 21 der vorliegenden Kasuistik bot sich lediglich unter Hyperventilation eine mäßig abnorme Theta--Rhythmisierung. Im Falle der angiographisch nachgewiesenen Subclaviastenose links mit Stromumkehr der linken A. vertebralis (Fall 9) wurde ein auch bei Kontrolle unveränderter links-temporo-basaler Herdbefund nachgewiesen. Aktivationsmaßnahmen (Photostimulation in sämtlichen Migränefällen der vorliegenden Kasuistik und im Fall Cornette 1973, Ableitung im Schlaf im Fall 17 und 19 und in einem Falle Müllers 1975, sowie wechselseitige Carotis-Kompression im vorliegenden Fall 2) brachten keine neuen Gesichtspunkte. Lediglich in den Fällen 1 und 24 wurden bei normalem Wach-EEG fronto-temporal wechselseitig sharp waves im Schlaf-EEG nachgewiesen. Entsprechend unspezifische, bisweilen dysrhythmische Befunde teils gruppenförmigen Auftretens und Vorkommen von Spitzenelementen mit passagerer Herdstörung insbesondere bei Migraine accompagnée (Bruyn 1968) und entsprechend uncharakteristischen Befunden auch im Intervall (Wüthrich 1975) sind bei Migräne nicht ungewöhnlich (Christian 1968; Friedman 1968). Barolin (1969) fand in 17% schärfere Wellenformen und in 4% eindeutige epilepsiespezifische Potentiale bzw. paroxysmale Hypersynchronien in Migräne-EEGs neben 5% Herdbefunden und 29% diffusen Veränderungen. Ähnliche Angaben macht Schwend (1972) mit 0,3−1,2% Spitzenpotentialen in EEGs gesunder Erwachsener.

Angiographische Untersuchungen erfolgten − wie in allen anderen Fällen amnestischer Episoden − erst nach Abklingen derselben. Die beiderseitigen Brachialis-Angiogramme in den Fällen 2 und 26 und das linksseitige Carotis-Angiogramm im Fall 26 waren ebenso wie das rechtsseitige Brachialis-Angiogramm im Fall Gilbert u. Benson (1972) und das beiderseitige Carotis-Angiogramm im Fall 2 von Evans (1966) ohne pathologischen Befund. In den vorliegenden Fällen 23 (Carotis-Angiogramm rechts und Vertebralis-Angiogramm links) und 18 (Carotis-Angiogramm rechts) ließ sich ein geringer arteriosklerotischer Gefäßprozeß nachweisen, im Fall 18 zusätzlich ein kleines Aneurysma der Pars circularis A. cerebri anterior rechts. Im Fall 9 wurde eine Subclaviastenose links nachgewiesen. Eine im Fall 10 nachgewiesene stenosierende Gefäßveränderung beider

Aa. cerebri posteriores ein halbes Jahr vor Auftreten der amnestischen Episode wurde angesichts sonst fehlender struktureller Gefäßveränderungen als funktionell gedeutet. Ein Kontrollangiogramm wurde von der Patientin allerdings abgelehnt.

Weitere Befunde wie Blutdruck, Liquor, szintigraphische und laborchemische Untersuchungsergebnisse waren auch in den Migränefällen uneinheitlich und ohne Belang. Die Dauer der beschriebenen Episoden ist variabel. In den vorliegenden Fällen waren es Zeiträume zwischen 1 und 14 h, in den Fällen der Literatur zwischen 30 min und zwei Tagen. Vorherrschend sind Zeiten um 4–5 h.

Katamnestische Untersuchungen ergaben in 6 der insgesamt 16 Migränefälle (Fall 9, 10, 11, 18, 19 und 26) jeweils ein Amnesierezidiv mit Intervallen von 24 h bis 4 Jahren. In zehn Migränefällen blieb die amnestische Episode – bei allerdings unterschiedlichem Beobachtungszeitraum – singulär. Mehrfache, bis zu fünf Rezidive, wurden von Croft et al. (1973), von Vroom (1973) und Erkulvrawatr et al. (1979) bei entsprechender Migräne-Vorgeschichte beobachtet. Im weiteren Verlauf kam es im vorliegenden Fall 1 zu einer Frequenzminderung der Migräneattacken und zu einem Symptomwandel mit ausschließlich paroxysmalen Flimmerskotomen. In allen anderen Fällen zeigte sich das Migränesyndrom auch nach der Episode unverändert. Im Fall 20 kam es zwei Jahre nach der amnestischen Episode zu einer passageren motorischen Dysphasie, im Fall 19 ein halbes Jahr später zu einem ätiologisch ungeklärten Torticollis. Den Literaturmitteilungen waren darüber hinausgehende Angaben zur Katamnese nicht zu entnehmen.

Neben den relativ häufigen cortical-amnestischen Störungen (amnestische Aphasie, Dyspraxie) (Schwöbel 1967; Bruyn 1968) sind axial-amnestische Episoden bei Migräne als sogenannte Migräne-Dämmerattacken seit langem bekannt (Liveing 1873; Flatau 1912; Ranzow 1920; Moersch 1924; Jahrreis 1927; Nielsen 1958). Ranzow (1920) beschreibt folgende Szene:

„Die Zustände setzten jedesmal ziemlich plötzlich ein. Das klinische Bild war beherrscht von Hemmung und Verlangsamung, andere Male mehr von Müdigkeit und Benommenheit. In der Stimmung herrschte vor eine ausgesprochene Ratlosigkeit und Ängstlichkeit. Namentlich im Beginn der Zustände gab der Kranke wiederholt an, er sei verrückt im Kopf. Die zeitliche Orientierung war gewöhnlich schlecht oder ganz falsch, die örtliche blieb erhalten. Die Rückerinnerung war regelmäßig für den größten Teil der Zustände ganz oder fast ganz erloschen. Ein wesentlicher Bestandteil der Krankheitserscheinungen waren Kopfschmerzen. Sie leiteten jedesmal die Zustände ein und bestanden mehr oder weniger ausgesprochen während ihrer ganzen Dauer. Der Kranke motivierte mehrmals sein krankhaftes Verhalten (von dem er nachher nichts wußte) mit den Kopfschmerzen . . . mangelhafte Orientierung, nachfolgende große Erinnerungslücken bzw. vollkommene Erinnerungslosigkeit lassen die Zustände als dämmrige erkennen.“

Als dysphrenische Migräneformen werden solche Zustände der Gruppe der Migraine accompagnée (Zacher 1892; Pearce u. Forster 1965; Bruyn 1968; Friedman 1968) zugeordnet. Krafft-Ebing (1902) und Ziehen (1911, zit. nach Ranzow 1920) beobachteten solche Zustände vorwiegend bei ophthalmischer Migräne, Ranzow (1920) und Mörchen (1901) fanden sie jedoch auch bei gewöhnlichen Migräneformen. Eine besondere Häufung dieser Zustände bei Basilaris-Migräne (Bickerstaff 1961) vermissen Croft et al. (1973). Nach Flatau (1912) stellen sie die häufigste Form der psychischen Veränderungen bei Migräne dar. Croft et al. (1973) und Ulrich (1912) wiederum sahen sie nur selten, letzterer unter 500 Migränekranken nur zweimal, Barolin (1969) unter 450 Migränekranken nur dreimal.

Migräne-Dämmerattacken treten am häufigsten in der Prodromalphase des Migräneanfalls auf (Flatau 1912; Moersch 1924; Lippmann 1952), seltener mit der Attacke selbst und interparoxysmal, d.h. ohne die migränetypischen Beschwerden (Moersch 1924). Ranzow (1920) teilt hierzu folgendes Fallbeispiel mit:

„Eine in den 40er Jahren stehende Offizierswitwe beginnt, als sie eines Nachmittags gegen 2 Uhr in ihrer Wohnung mit einem Verwandten plaudert, plötzlich die Hände zu ringen und zu jammern, daß sie das Gedächtnis verloren habe. Sie fragt den ihr wohlbekannten Herrn, wer er sei, wie er hierher komme und will ihn, der zum Essen geladen war, fortschicken. Sie erklärt dem Dienstmädchen, daß sie nicht zu essen brauche und fragt, warum ihr Bruder noch nicht da sei, obwohl sie selbst zuvor bei einem Radunfall zugegen war, der ihn ans Zimmer fesselt. Sie bildet sich ein, Briefe geschrieben zu haben, die sie verwechselt hat, glaubt, in einem ungeheuren Raum zu sein, glaubt, das Dienstmädchen habe ihr die Möbel ausgeräumt. Sie klagt über quälende Angst, äußert: ‚Wenn ich jetzt einen Mord begehe, bin ich schuldlos, denn ich weiß ja nicht, was ich tue‘. Abends gegen 8 Uhr hellt sich die Bewußtseinstrübung auf, die Patientin zeigt sich äußerst erstaunt, als sie von dem Vorgefallenen hört, hat keine Ahnung von der verflossenen Zeit, glaubt, eine Viertelstunde sei vergangen, während in Wirklichkeit 6 Stunden verflossen sind. Die anfänglich totale Erinnerungslücke füllt sich allmählich. 24 Stunden später setzt ein schwerer Migräneanfall ein mit starker Überempfindlichkeit gegenüber Licht und Geräuschen, mit Flimmern vor den Augen und subjektivem Taubheitsgefühl beidseits.“

Die Dauer solcher Zustände variiert zwischen 15 min und mehreren Tagen (s. Zusammenstellung von Moersch 1924), im Durchschnitt werden 1–4 h genannt (Nielsen 1958). Auf das familiäre Vorkommen amnestischer Episoden im vorliegenden Fall 10 und einem Migränefall von Fisher u. Adams (1964) wurde bereits hingewiesen.

Daß Migräne-Dämmerattacken in der Differentialdiagnose der amnestischen Episoden dennoch keine oder nur eine geringe Rolle spielen, ist vermutlich Folge einer Überbewertung des Manifestationsalters. Nach einer umfangreichen, von Flatau (1912) zusammengestellten Kasuistik scheinen tatsächlich Jugendliche bis etwa zum 25. Lebensjahr besonders betroffen, wobei hier eine z.T. lebhafte delirnahe psychotische Begleitsymptomatik beschrieben wird (Gascon u. Barlow 1970). Auch Nielsen (1958) gibt eine

Häufung solcher episodischer Amnesien um das zweite bis dritte Lebensjahrzehnt an und betont deren Schwinden im Alter, „obgleich die Migräne persistiert".

Diese Einschätzung ist angesichts der geschilderten Beobachtungen zu überdenken, da folgerichtig die amnestischen Episoden der hier überwiegend älteren Migränekranken kein zufälliges Ereignis, sondern ebenfalls eine besondere Manifestationsform des Migränesyndroms selbst sein dürfte. Im Gegensatz allerdings zu Migräne-Dämmerattacken Jugendlicher lassen die amnestischen Episoden des höheren Lebensalters jene affektiv-produktive Begleitsymptomatik völlig vermissen. Migräne-Dämmerattacken und amnestische Episoden bei Migräne sind vermutlich in ihrer Kernsymptomatik identische Zustände.

6 Zur Topik, Ätiologie und Pathogenese

6.1 Topik

Amnestische Episoden sind als paroxysmales amnestisches Syndrom (Flügel 1975) wie alle reversiblen und irreversiblen Formen z.B. des Korsakow-Syndroms, der posttraumatischen und postoperativen, anoxischen und toxischen Amnesien, der Amnesien bei amnesic stroke und nach Elektroschockbehandlung den sogenannten axialen Amnesien zuzuordnen. Im Gegensatz zu den neocorticalen, hirnfocalen (Bash 1955) oder limitierten Amnesien (Whitty u. Lishman 1966) z.B. audioverbaler oder gnosopraktischer Art (amnestische Aphasie, optische Agnosie, Barbizet 1969) infolge Funktionsstörung sensorischer Rindenstrukturen zeigen die axialen Amnesien sämtlich das Grundmuster des amnestischen Syndroms. Diese Entität ist charakterisiert durch das synchrone Bestehen einer retrograden Amnesie (Erinnerungsstörung, recollection amnesia, amnesie d'évocation) und einer anterograden Amnesie (Merkleistungsstörung, registration amnesia, retention amnesia, amnesie de fixation) (Angelergues 1969).

Aufgrund zahlreicher elektrophysiologischer Reiz- und Ausschaltungsversuche tierexperimenteller Art und klinischer, neurochirurgischer und pathologisch-anatomischer Untersuchungsergebnisse liegen dem amnestischen Syndrom Funktionsstörungen des limbischen Systems, insbesondere des beidseitigen Hippocampusbereichs zugrunde (Glees u. Griffith 1952; Scoville u. Milner 1954; Baldwin 1956; Ule 1958; Bickford et al. 1958; Brazier 1962; Barbizet 1963, 1970; Drachman u. Arbit 1966; Smith u. Smith 1966; Brierley 1966; Chapman et al. 1967; Victor 1969; Lishman 1971; Mehraein u. Rothemund 1976; Muramoto et al. 1979).

Unter dem in der Psychopathologie bezugreichen Begriff des limbischen Systems (Lobus limbicus, Rhinencephalon, Visceralhirn) werden anatomisch in oder unmittelbar an der medialen Hemisphärenwand beidseits gelegene Strukturen des Zwischenhirns, des Gyrus cinguli und entwicklungsgeschichtlich alter Anteile des basalen Schläfen- und Stirnhirns zusammengefaßt (Papez 1937; MacLean 1949; Abb. 8).

Es handelt sich um die corticalen und subcorticalen Graubezirke des Hippocampus (Ammonshorn), mit Indusium griseum und Area septalis als sog. inneren Ring und Corpus amygdaloideum (Mandelkern), Area ento-

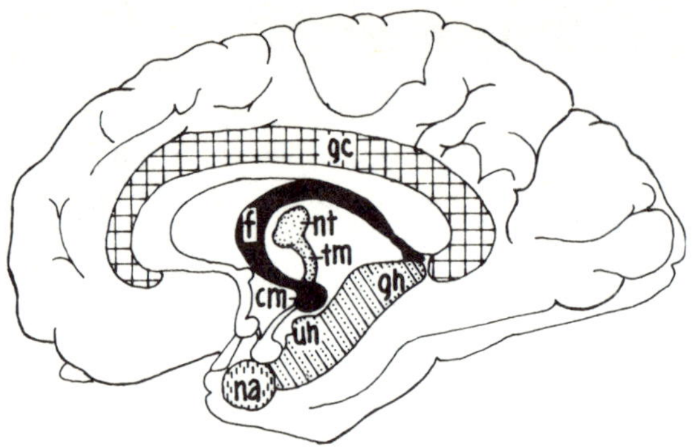

Abb. 8 Mediale Ansicht der rechten Großhirnhemisphäre mit corticalen und subcorticalen Anteilen des limbischen Systems. *gc* Gyrus cinguli; *f* Fornix; *gh* Gyrus hippocampi; *uh* Uncus gyri hippocampi; *nt* Nucleus anterior thalami; *tm* Tractus mamillothalamicus; *cm* Corpus mamillare; *na* Nucleus amygdalae

rhinalis und Gyrus cinguli als sog. äußeren Ring. Hinzu gehören diese Graubezirke verbindende intramurale Faserzüge des Cingulum, der Striae longitudinales, des diagonalen Bandes zwischen Mandelkern und Area septalis und Verbindungen des Hippocampus zur Area entorhinalis. Hinzugerechnet werden außerdem extramurale Faserzüge zu bestimmten ebenfalls mittelliniennahen Kerngebieten des Zwischen- und Mittelhirns, zum Hypothalamus, zur Limbic midbrain area und zur Formatio reticularis. Ein bekannter extramuraler Faserzug ist der sogenannte Papez-Kreis, ein Neutronenverbund vom Hippocampus über den Fornix zum Corpus mamillare und über Kerne des vorderen Thalamus, die cinguläre Rinde zurück zum Cingulum.

Aufgrund des hohen Sauerstoffbedarfs (Saus et al. 1972) und einer besonderen Tendenz zu generellen „Entladungen" auf minimale mechanische, chemische oder elektrische Reize nimmt der Hippocampusbereich eine Sonderstellung ein (Jung 1949). Systematische neurophysiologische Untersuchungen zeigen, daß die Reizschwelle für elektrische „Nachentladungen" – mit dem Bestreben, sich in Form einer Massenentladung über das gesamte limbische System auszubreiten – im Hippocampus am niedrigsten ist (Libberson u. Akert 1955; Literatur bei Akert u. Hummel 1968). Dabei muß der auslösende Störherd nicht notwendigerweise im Hippocampus liegen, sondern kann aus der Nachbarschaft – z.B. aus dem Mandelkern oder dem temporalen Neocortex – über neurale Leitungswege den Hippocampus induzieren (Akert u. Hummel 1968).

Funktionell steht das limbische System zwischen dem unspezifischen reticulären System des Hirnstammes und den Leistungen der spezifischen neocorticalen Systeme (Poeck 1965). Entsprechend den arterhaltenden und sozialen Instinkten höherer Tiere nehmen diese Formationen beim Menschen Einfluß nicht nur auf die Gedächtnisbildung mit Aktivierung von Erinnerungen und allgemeiner Orientierung, sondern dienen der Kodierung und Koordination von affektiven Verhaltensprogrammen (Ausdrucksmechanismen, Gemütserregungen) und der Gestaltung von Stimmungen (Papez-Kreis). Außerdem obliegt diesen Formationen die Steuerung und Regulation sexuellen und oralnutritiven Antriebsverhaltens und – über den Hypothalamus – autonomer Funktionen. Über neurosekretorische, neuroendokrine und vegetative Apparate nehmen sie Einfluß unter anderem auf Herz, Blutgefäße, Verdauungstrakt, Pupillen und Piloreaktion mit funktionsabhängigen Veränderungen des Blutdrucks, der Puls- und Atemfrequenz, der peripheren Zirkulation und gastrointestinalen Motilität.

6.2 Zur Ätiologie und Pathogenese

Zahlreiche einschlägige Mitteilungen bestätigen die Vermutung, daß es sich bei amnestischen Episoden um ein phänomenologisch zwar relativ einheitliches, ätiologisch aber unspezifisches Syndrom handelt (Evans 1966; Pazzaglia u. Rebucci 1969; Gilbert u. Benson 1972; Cornette 1973; Heathfield et al. 1973; Laplane u. Truelle 1974). Unterschiedlich allenfalls in der Dauer und in der Fülle und Schwere der Begleiterscheinungen werden weitgehend identische Zustände nicht nur als Symptome eines Schädeltraumas, einer basisnahen Raumforderung, eines Gefäßprozesses insbesondere des vertebro-basilären Systems oder im Rahmen temporaler Anfälle und metabolisch-toxischer Störungen gesehen, sondern typischerweise vorwiegend als „rätselhafte" Erscheinungsformen bei Menschen, die sich durch Gesundheit und Leistungsfähigkeit auszeichnen. Es ist deshalb grundsätzlich zwischen symptomatischen und idiopathischen Formen amnestischer Episoden zu unterscheiden.

Die Pathogenese insbesondere der idiopathischen Erscheinungsformen wird anhaltend und kontrovers diskutiert. Im wesentlichen geht es um die Frage, ob es sich hierbei um Symptome eines bislang noch nicht beschriebenen temporalen Anfallsgeschehens handelt (Bonduelle et al. 1963; Fisher u. Adams 1964; Greene u. Bennett 1974; Gilbert 1978; Rowan u. Protass 1979; Kennedy et al. 1979) oder um die spezielle Symptomatik einer hämodynamisch oder vasculär bedingten transitorischen ischämischen Attacke im Vertebralis-Basilaris-Bereich (Godlewski u. Masquin 1969; Mumenthaler u. v. Roll 1969; Fau et al. 1970; Patten 1971; Robinson u. Long 1972; Shuttleworth u. Wise 1973; Laplane u. Truelle 1974; Mathew u. Meyer 1974; Taillandier u. Moene 1974; Fogelholm et al. 1975 und viele andere). Die Ergebnisse der vorliegenden Arbeit unterstützen mit der Annahme nicht-epileptischer, cerebro-vasculärer Anfälle als Ursache amnestischer Episoden eine dritte Deutungsmöglichkeit.

6.2.1 „Transitorische ischämische Attacken"

Mathew u. Meyer (1974) sowie Fau et al. (1970) sehen den Schlüssel zur pathogenetischen Deutung amnestischer Episoden in den in einigen Fällen angiographisch nachgewiesenen strukturellen Veränderungen extra- und/ oder intrakranieller Gefäße. Das Fehlen epileptischer Zeichen, das „arteriosklerotische Terrain" (Barbizet 1970), die Häufung in der zweiten Lebenshälfte, anamnestische und katamnestische Hinweise sowohl coronarer wie cerebraler Ischämiezeichen (Bender 1960; Pazzaglia u. Rebucci 1969) und Arteriosklerose-Risikofaktoren in Einzelfällen scheinen diese Deutung zu unterstützen.

Als Prototyp gilt der sogenannte amnesic stroke infolge Infarzierung im Versorgungsgebiet der Aa. cerebri posterior mit dem Folgesyndrom der "amnesie occipitale" von Dide u. Botcazo (1902) (s. hierzu auch Mabille u. Pitres 1913; Glees u. Griffith 1952; de Jong et al. 1969). Die in etwa 10% der Fälle die Episoden begleitenden, vorausgehenden oder nachfolgenden, gewöhnlich voll reversiblen neurologischen Symptome wie Ataxie, Parästhesien, szintillierende Skotome und Hemianopsien (Fau et al. 1970; Laplane u. Truelle 1974) werden in diesem Zusammenhang einschließlich der nahezu obligaten Kopfschmerzen als Symptome vertebrobasilärer Insuffizienz gewertet (Mathew u. Meyer 1974; Rollinson 1978; Longridge et al. 1979; Ponsford u. Donnan 1978) (Abb. 9). Verantwortlich gemacht werden Strömungsbehinderungen im Carotis- und Vertebralisbereich infolge Rotation des Kopfes, Extension und Flexion der HWS (Toole u. Tucker 1960; Fogelholm et al. 1975), Embolien (Steinmetz u. Vroom 1972; Shuttleworth u. Wise 1973; Stein 1975), Stenosen (Fau et al. 1970; Mathew u. Meyer 1974; Ahmed 1978) und hämodynamische Insuffizienz (Reichenmiller 1974).

In den meisten Fällen der auf das paroxysmale amnestische Syndrom — ohne Begleitsymptome — beschränkten Episoden stößt die Annahme einer ursächlichen vertebro-basilären Insuffizienz jedoch auf große Deutungsschwierigkeiten (Kugler 1974). Eine für das Auftreten der Episode erforderliche bilaterale Störung limbischer Strukturen, insbesondere inferomedialer Anteile beider Temporallappen, würde eine in ihrer Intensität und Dauer sehr beschränkte Ischämie umschriebener, weit voneinander abgelegener Hirnteile voraussetzen (Ganner 1974) (s. hierzu Gefäßversorgung des limbischen Systems, Krayenbühl u. Yasargil 1965; Muller u. Shaw 1965).

Eine von vielen Autoren benutzte Interpretationshilfe ist die Annahme einer latenten congenitalen oder erworbenen vasculären oder traumatischen Schädigung entsprechender Strukturen der einen Seite mit hinzukommender transitorischer Ischämie in entsprechenden kontralateralen

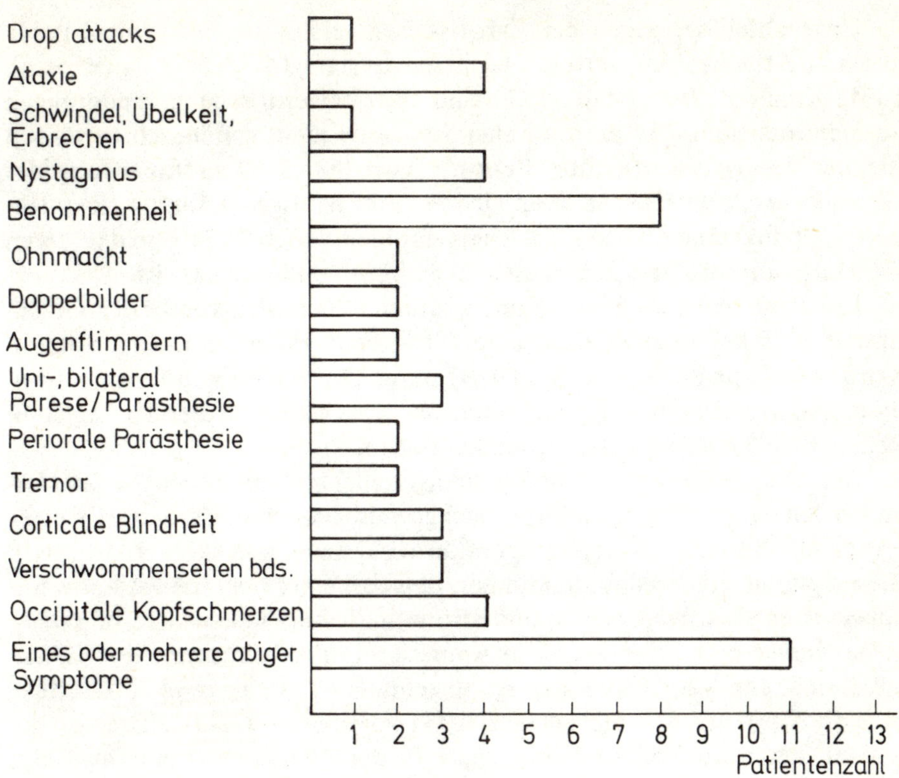

Abb. 9. Zeichen und Symptome vertebro-basilärer Insuffizienz bei Patienten mit amnestischen Episoden. (Nach Mathew u. Meyer 1974)

Bereichen (Cuningham 1968; Godlewski 1968; Passeri et al. 1968; Barbizet 1970; Steinmetz u. Vroom 1972; Vincent 1974; Fogelholm et al. 1975). Diskutiert werden in diesem Zusammenhang auch Durchblutungsstörungen der Corpora mamillaria (Ganner 1974) bzw. des Versorgungsbereichs der A. chorioidea anterior (Fogelholm et al. 1975) und der Endstromgebiete der Aa. praemamillariae und Aa. pedunculares, Ästen der Aa. communicans posteriores bzw. Aa. cerebri posteriores (Adams u. Leuschner 1976) z.B. bei Hypo- oder Dysplasien des Circulus arteriosus cerebri (Willisi) (Kugler 1974).

Gegen eine primäre gefäßthrombotische, embolische oder sonstige strukturell-vasculäre Ursache idiopathischer amnestischer Episoden im Sinne transienter ischämischer Attacken (= TIA, Marshall 1964) spricht die nur geringe Rezidivneigung (Bender 1960; Fisher u. Adams 1964), die in den meisten Fällen auf die mnestischen Störungen beschränkte Symptomatik, die Seltenheit nachfolgender cerebraler Infarkte (Bender 1960; Crevel 1969; Heathfield et al. 1973; Flügel 1975) und die relativ günstige Prognose (Nausieda u. Sherman 1979) dieser Zustände.

88

Ungeachtet der gegenüber Carotiskrisen sehr seltenen transient-ischämischen Attacken im vertebro-basilären System (4%:0,8%, Bauer et al. 1961; Kramer 1969; Loeb 1971) sind arteriosklerotische Veränderungen im Manifestationsalter amnestischer Episoden nicht sonderlich spezifisch (Bender 1960). Signifikante Stenosen mit über 50%iger Einengung des Lumens extrakranieller Arterien sind ein sehr häufiger Befund nicht selektierter Obduktionen und vieler Angiographien (Loeb 1971), so daß deren Beziehung zum Auftreten amnestischer Episoden zweifelhaft ist.

Fisher u. Adams (1964) fanden unter 200 Fällen cerebraler Gefäßthrombosen keinerlei Zeichen einer "transient global amnesia", ebensowenig wie Laplane u. Truelle (1974) unter 203 Fällen von Carotis- bzw. Basilaris-Thrombosen und Lungaresi et al. (Literatur bei Pazzaglia u. Rebucci 1969) in 161 entsprechenden Fällen.

Eine Auswertung von 138 Krankengeschichten von Patienten der Marburger Klinik mit angiographisch nachgewiesenem stenosierendem Gefäßprozeß im Bereich des beidseitigen Carotissystems und des vertebro-basilären Systems ergab — ausgenommen den Fall einer Migräne-Patientin mit linksseitiger Subclavia-Stenose und Stromumkehr der linken A. vertebralis — keine Hinweise auf transitorische Amnesien in der Vorgeschichte. Es handelte sich um Verschlüsse der A. vertebralis (8 vorwiegend linksseitige, 2 beidseitige), der A. cerebri posterior (16 vorwiegend rechtsseitige, 2 beidseitige), der Carotiden und ihrer Äste (2 der A. carotis communis links, 48 der A. carotis interna rechts- bzw. linksseitig, 19 der A. cerebri media links- bzw. rechtsseitig, 2 der A. cerebri anterior, 2 der A. gyri angularis) sowie Mehrfachverschlüsse (2 der A. cerebri posterior rechts und der A. carotis interna rechts, 1 der A. vertebralis links und der A. communicans posterior rechts, 1 der A. carotis interna links und der A. cerebri media beidseits, 1 der A. carotis interna rechts und der A. cerebri media rechts). Unter 22 Fällen pathologisch-anatomisch bzw. angiographisch bestätigter Thrombosen der A. basilaris — teilweise mit zusätzlichem Verschluß einer oder beider Aa. cerebri posteriores fanden sich nur in einem bereits beschriebenen Fall — einem "amnesic stroke" vergleichbare — Zeichen einer prodromalen transient-amnestischen Symptomatik.

Eine aufgrund der Mitteilungen von Ganner (1974) und Kugler (1974) ergänzte Analyse der Krankengeschichten von Patienten mit Fehlbildungen im hinteren Anteil des Circulus arteriosus cerebri (Willisi) ergab ebenfalls keine Hinweise auf durchgemachte amnestische Episoden oder vergleichbare Zustände. Ausgewertet wurden 16 Fälle mit Hypoplasie der Pars praecommunicalis bzw. ein- oder doppelseitigem, direktem Abgang der A. cerebri posterior aus der A. carotis interna oder A. chorioidea anterior, 5 Fälle carotico-basilärer Anastomosen (A. trigemina primitiva teils mit partieller Hypoplasie der A. basilaris und ein- oder doppelseitiger

Hypoplasie der A. vertebralis), 7 Fälle einseitiger und 1 Fall doppelseitiger Hypoplasie der A. vertebralis und 2 Fälle einer Hypoplasie der A. basilaris.

Extensive temporäre Amnesien ohne Bewußtseinsstörungen vom Charakter amnestischer Episoden können nach den vorliegenden Ergebnissen nicht oder zumindest nicht ausschließlich als Symptome transitorischer ischämischer Attacken infolge strukturell veränderter oder fehlgebildeter Gefäße, embolischer Vorgänge, hämodynamischer Insuffizienz oder der von Stein (1975) und Man-Son-Hing (1968) diskutierten erhöhten Blutviscosität gesehen werden.

Aufgrund der überwiegend unspezifischen angiographischen Befunde sprechen sich Stevens u. Ammerman (1974) und Nausieda u. Sherman (1979) für einen Verzicht entsprechender Maßnahmen in der Diagnostik amnestischer Episoden aus. Kontrastradiologische Eingriffe sollten nach Collard et al. (1977) nur den sogenannten Accompagnée-Formen vorbehalten bleiben.

6.2.2 „Focale (temporale) epileptische Anfälle"

Fisher u. Adams (1964) hatten sich in ihrer Monographie über "transient global amnesia" nach kritischer Ursachenanalyse für die Annahme einer ungewöhnlichen, bislang unbekannten Form eines Temporallappenanfalls ausgesprochen. Es handele sich um den Ausdruck einer ictalen oder postictalen Störung, der sämtliche prodromale oder ictale Phänomene fehlen. Der paroxysmale Charakter amnestischer Episoden mit dramatischer Befindlichkeitsänderung, klar abgegrenzter Dauer und völliger Rückbildung wird durch Begriffe wie "Ictus amnesticus" (Ganner 1974) oder "Ictus amnesique" (Jequier 1969) besonders verdeutlicht.

Für die Annahme einer primär epileptischen Genese läßt sich eine Reihe von Gründen heranziehen wie z.B. das vereinzelt beschriebene gemeinsame Vorkommen von Temporallappenanfällen und amnestischen Episoden beim gleichen Individuum. In einem Fall von Evans (1966) traten erst Anfälle, später eine amnestische Episode auf. Martin, E. (1970) und Kennedy et al. (1979) beschrieben Fälle mit einem umgekehrten Verlauf. Ähnliche Beobachtungen machten Shuttleworth u. Morris (1966), Tournilhac et al. (1966), Godlewski (1968) und − als Tumorsymptom − Hartley et al. (1974).

Für eine primär epileptische Genese könnten ferner die in einigen Fällen beschriebenen uni- oder bilateralen paroxysmalen Veränderungen (Bonduelle et al. 1963; Vroom 1973; Joynt et al. 1973; Greene u. Bennett 1974) und − vor allem in den letzten Jahren − mittels Nasopharyngealelektroden und unter Schlafbedingungen nachgewiesenen Spitzenpotentiale im EEG sprechen (Greene und Bennett 1974; Gilbert 1978). Auch tierexperimentelle Untersuchungen (Raymond et al. 1975; Kesner et al. 1975) scheinen solche Überlegungen zu stützen, wobei „hippocampische Anfälle" (Anfalls-„Nachentladungen" im beidseitigen medialen Temporalgebiet) als „experimenteller Prototyp" amnestischer Episoden gedeutet werden. Bickford et al. (1958) und Chapman et al. (1967) konnten mit ähnlichen experimentellen „Nachentladungen" auch beim Menschen ein paroxysmales amnestisches Syndrom provozieren.

Eine primär epileptische Genese könnten ferner gewisse Trigger-Situationen wie psychische Belastung, Hitze, kalte Bäder und Schmerzen (Aring et al. 1946; Meyer-Mickeleit 1953) nahelegen, ebenso das Abklingen der Episoden gelegentlich im Schlaf und fragliche akustische Halluzinationen im Fall 5 von Fisher u. Adams (1964).

Dennoch sind weder das gemeinsame Vorkommen von Anfällen und amnestischen Episoden, noch hypersynchrone EEG-Befunde, Trigger-Faktoren oder Sinnestäuschungen charakteristische Kennzeichen ausschließlich eines epileptischen Anfallsgeschehens. Gegen eine primär epileptische Genese — dies wurde auch von Fisher u. Adams (1964) eingestanden — spricht sowohl die Anamnese der Betroffenen wie das Erscheinungsbild der amnestischen Episode selbst. Bis auf die genannten wenigen Ausnahmen kombinierten Vorkommens zeigen sich in der Gesamtkasuistik keine Hinweise auf epileptische oder epileptiforme Anfälle in der Krankengeschichte oder in der Katamnese der Betroffenen. Die Episode selbst läßt keinerlei Hinweise auf Auren oder anfallstypische Begleiterscheinungen wie konvulsive Zeichen, Automatismen, Bewußtseinsstörungen, Zungenbiß oder Einnässen erkennen. Die Betroffenen sind sich während der amnestischen Episode — im Gegensatz zu den meisten der vergleichbaren Störungen bei Temporallappenanfällen — ihrer mnestischen Behinderung bewußt und bleiben auch in ihrer Kommunikation zur Umwelt unauffällig und im Verhalten kontrolliert.

Ungeachtet der Tatsache, daß basal und axial gelegene Störgebiete einer hirnelektrischen Ableitung nur schwer zugänglich sind (Fischgold u. Dreyfus-Brisac 1968), ist das EEG in etwa zwei Dritteln der Fälle einschließlich verschiedener Provokationsmaßnahmen und spezieller Elektroden-Plazierungen sowohl unmittelbar im Verlauf als auch nach Abklingen der Episoden ohne Besonderheiten. Viele der EEG-Befunde sind zu diskret, um eine klinisch bedeutsame organische Hirnaffektion oder gar epileptische Störungen anzunehmen. Die Mehrzahl der normabweichenden EEG-Befunde ist unspezifisch pathologisch. Dysrhythmische EEG-Muster werden vor allem temporal vereinzelt auch bei klinisch Gesunden (0,3—1.2% Spitzenpotentiale bei gesunden Erwachsenen, Schwend 1972), besonders im höhe-

ren Lebensalter (Kooi et al. 1964; Obrist u. Busse 1965), bei Basilarisinsuf-
fizienz (Tucker 1958; Tharp 1969) und sehr häufig bei Migräne gefunden.
Barolin (1969) beschrieb neben diffusen und herdförmigen Veränderungen
bei Migräne in 17% schärfere Wellenformen und in 4% Spitzenentladungen.
Meist diffuse scharfe Potentiale und spike-wave-Komplexe fanden Schwend
(1972) in 8,6% und Slatter (Literatur s. Schwend 1972) in 6,6% der Migränekranken. Heyck (1975) ermittelte in 16,6% der Migränefälle paroxysmale Hypersynchronien wie bei klinischer Epilepsie.

Die in den letzten Jahren insbesondere von Greene u. Bennett (1974),
Rowan u. Protass (1974, 1979) sowie von Gilbert (1978) nach Schlafentzug und mit Hilfe spezieller Elektrodenplazierungen (Nasopharyngeal-
Elektroden) bei Betroffenen amnestischer Episoden registrierten hypersynchronen Wellenformen werden im übrigen weder übereinstimmend
beschrieben noch bezüglich ihrer Genese einheitlich beurteilt (Rowan u.
Protass 1979). Während Gilbert (1978, 1979) der Überzeugung ist, daß
diese bei Schläfrigkeit und in leichtem Schlaf temporal auftretenden
spikes und spikes and waves signifikant mit erhöhter klinischer Anfallsbe-
reitschaft korrelieren ("epileptiform discharge"), äußert Tharp (1979) die
Gewißheit, daß es sich hierbei um benigne epileptiforme Schlaftransienten
(Bets, small sharp spikes) handele, die bei 25% aller gesunden, anfallsfreien
Individuen gefunden werden.

Aufgrund einer in der Marburger Klinik durchgeführten Untersuchung
kommt Richardt (1978) zum Ergebnis, daß es sich bei small sharp spikes
um ein — bei Patienten mittleren Alters häufiger als bei Jugendlichen und
jüngeren Erwachsenen vorkommendes — Muster handelt, „das einen Hinweis auf das Bestehen einer erhöhten, von einem epileptogenen Focus
unbekannter Lokalisation ihren Ausgang nehmenden cerebralen Anfalls-
bereitschaft liefert, eine solche aber im Einzelfall nicht beweisen kann."

Die im Gegensatz zu temporalen hirnorganischen Anfällen sehr geringe
Wiederholungstendenz amnestischer Episoden im Einzelfall, ihre zumeist
längere Dauer und tageszeitliche Bindung, das höhere Manifestationsalter
und das Fehlen von Warn- oder Prodromalsymptomen sind weitere Argu-
mente gegen die Annahme einer primär epileptischen Genese. Eine anti-
konvulsive Behandlung wurde folgerichtig — außer von Gilbert (1978) —
von keinem der Autoren für notwendig erachtet.

6.2.3 „Nicht-epileptische, cerebro-vasculäre Anfälle"

Viele Jahrzehnte vor der „Wiederentdeckung" des Syndroms amnestischer
Episoden hatten bereits Mörchen (1901) und de Morsier (1931) im Hin-

blick auf „transitorische Amnesien" und „geordnete Dämmerattacken"
auf eine „erhöhte vasomotorische Erregbarkeit" aufmerksam gemacht,
„die wir fast ausnahmslos bei den Individuen nachweisen können, die
leicht an Dämmerzuständen leiden, auf welcher Grundlage letztere auch
auftreten mögen . . . In jedem Falle sind es Menschen . . . ,bei denen alle
Affekte, sensible Reize, Sinneswahrnehmungen etc. geeignet sind, vasomotorische Veränderungen zu erzeugen . . ." (Mörchen 1901). De Morsier
(1931) gebrauchte in diesem Zusammenhang den Begriff der "migraine
amnésique".

Diese alten und interessanten Beobachtungen sind für die Pathogenese-
Diskussion amnestischer Episoden von großer Bedeutung, zumal sie durch
die Ergebnisse der vorliegenden Untersuchung ohne Einschränkung bestätigt werden. Unter den Einzelfällen wurde — neben zwei Fällen von
M. Raynaud — in über 50% eine Migräne-Anamnese exploriert. Zusammen
mit den aus der Literatur zugänglichen Fällen sind dies etwa 16% aller ausgewerteten 400 Einzelmitteilungen amnestischer Episoden bei einer durchschnittlichen Migränehäufigkeit von 2,5–8% der Bevölkerung. Caplan
et al. (1978) teilten kürzlich identische Beobachtungen mit.

Es ließ sich nachweisen (Frank 1976), daß Migräne-Dämmerattacken
und amnestische Zustände bei Migräne in ihrer Kernsymptomatik identische Zustände sind. Das Auftreten amnestischer Episoden auch im Migräne-
intervall und Jahre nach Sistieren der Migräne in der Menopause (Godlewski
1968) ebenso wie das familiäre Vorkommen amnestischer Episoden weisen jedoch darauf hin, daß nicht der Migräne-Paroxysmus selbst, sondern
die Disposition zu funktionellen vasomotorischen Reaktionsweisen ein
wesentlicher pathogenetischer Faktor zu sein scheint. In die gleiche Richtung könnte das von Rumpl u. Rumpl (1979) beobachtete Auftreten wie-
derholter amnestischer Episoden bei Sneddon-Syndrom weisen.

Zeichen „echter Vasolabilität" oder „vegetativer Dystonie" fanden
auch Barolin et al. (1975) bei den Betroffenen amnestischer Episoden.
Merkmale vegetativer Übererregbarkeit, besonders vasospastischer Art
wurden darüber hinaus mehrfach von französischen Autoren beschrieben
(Guyotat u. Courjon 1956; Couteaud 1964; Godlewski 1968; Schott 1969;
Cornette 1973; Laplane u. Truelle 1974).

Eine Synopsis wesentlicher Ergebnisse dieser Untersuchung weist nicht
nur auf eine Übereinstimmung mit besonderen Charakteristika der Migräne
und des M. Raynaud (focale Synkopen, Bodechtel 1974), sondern in einigen Einzelparametern auch mit solchen des M. Menière (Bodechtel 1974;
Czubalski et al. 1976) sowie synkopaler (Schulte 1949) und vegetativer
Anfälle (Pette 1942/43) oder Krisen (Gastaut 1974; Williams 1949) hin.

Hervorzuheben ist in diesem Zusammenhang die besondere psychische
und physische Ausgangssituation der Betroffenen mit gesteigertem Lebens-

und Arbeitstempo, zumeist nicht manueller Berufstätigkeit und einer aktuellen Abnahme der körperlichen und geistigen Spannkraft zum Zeitpunkt des Auftretens der amnestischen Episode. Das weibliche Geschlecht ist überrepräsentiert. Die Episoden zeigen sich abhängig von Störungen wichtiger Biorhythmen wie Schlaf-Wach- und Arbeitsrhythmus und – in sehr viel größerem Maße als epileptische Anfälle – von exogenen Momenten.

Neben gewissen konstitutionellen, dispositionellen und epidemiologischen Besonderheiten sind eine Reihe, die amnestische Episode fakultativ begleitende, vegetative Phänomene bemerkenswert. Ungewöhnlich häufig werden migräneartige Kopfschmerzen, etwas seltener auch Blutdruckanstieg und Gesichtsblässe, gefunden, gelegentlich Frösteln, kolikartige Bauch-, Brust- und Nierenschmerzen, Parästhesien der Extremitäten sowie Schwindelsensationen mit Rückgang der Symptomatik häufig im Schlaf.

Die einschließlich der Angaben in der Literatur in etwa einem Drittel der Fälle nachgewiesenen, zum Teil rasch reversiblen Normabweichungen im EEG mit uni- oder bilateralen, zumeist temporal betonten langsamen Potentialen hoher Amplitude und Dysrhythmien mit hypersynchronen Wellenformen sind unspezifisch. Sie sind einerseits zum Teil zu diskret, um einen klinisch relevanten organischen Hirnschaden oder epileptische Störungen anzunehmen, andererseits werden sie vor allem temporal vor allem auch bei klinisch Gesunden (Schwend 1972), im höheren Lebensalter (Obrist 1954; Obrist u. Busse 1965; Kooi et al. 1964), bei Basilaris-Insuffizienz (Tharp 1969) und insbesondere im Intervall synkopaler Anfälle und in den verschiedenen Phasen der Migräne gefunden. Hier zeigt das EEG selbst im schmerzfreien Intervall in 30–60% der Fälle unspezifische Abnormitäten. Neben zum Teil generalisierten paroxysmalen dysrhythmischen Ausbrüchen aus überhöhten frequenz- und amplitudenlabilen Potentialen bei über der Hälfte der erwachsenen Migränekranken werden focale (temporale, parietale, occipitale) ein- oder beidseitige Veränderungen verschiedener Intensität und in 4–16% paroxysmale Hypersynchronien mit teils diffusen, scharfen Potentialen wie bei klinischer Epilepsie nachgewiesen. Keiner der Untersuchten dieser Gruppe hatte je einen epileptischen Anfall durchgemacht (Schwend 1972; Barolin 1969; Heyck 1975).

In einer Häufigkeit von 2,0–8.6% (Bassler 1969; Flatau 1912; Ninck 1970, Literatur s. Frank 1976) können allerdings migränöse und verschiedenste epileptische Erscheinungen beim gleichen Individuum auftreten. Dem entspricht eine überdurchschnittliche Häufung von Epilepsiekranken unter den Verwandten Migräneleidender (Buchanan 1921; Lennox u. Lennox 1960, Literatur s. Frank 1976), was übrigens auch in der vorliegenden Kasuistik deutlich wurde. Unter Hinweis auf den genetischen Hintergrund, auf gewisse nosographische Ähnlichkeiten und die bei Migränepatienten nachgewiesenen Störungen unspezifischer oder paroxysmaldysrhythmischer Art im EEG, wird von einigen Autoren ein gemeinsamer konstitutioneller Faktor angenommen, von anderen jedoch jegliche nosologische Beziehung zur Epilepsie abgelehnt.

Die Herkunft amnestischer Episoden muß aufgrund der vorliegenden Ergebnisse in diesem „Grenzland" (Barolin u. Karbowski 1973) vermutet werden. Die eigentümliche Singularität oder Rezidivarmut amnestischer Episoden hat dabei Ähnlichkeit mit den "first time non-repetitive faints" (Williams 1949; Gastaut 1974) als Ausdruck synkopaler Mechanismen. Ähnliche Eigentümlichkeiten zeigen die ätiologisch ungeklärten „episodischen Dämmerattacken", die Kleist (1926) als „episodisch im Lebenslauf . . ., vorübergehende Entgleisungen . . ., fremdartige Zwischenspiele" kennzeichnete.

Aufgrund der geschilderten Manifestationsbedingungen, der besonderen psycho-physischen Konstitution der Betroffenen, der Abhängigkeiten von exogenen Realisationsfaktoren, bestimmter Reiz- und Belastungssituationen und biologischer Rhythmen, des familiären Vorkommens und der Nähe zu anderen vasomotorischen Erscheinungsformen sind amnestische Episoden — trotz phänomenologischer Abweichungen — m.E. der großen Gruppe der von Pette (1942/43), Schottky (1940), Schulte (1964), Broser (1958) und Barolin et al. (1975) beschriebenen nicht-epileptischen, cerebro-vasculären Anfälle zuzuordnen. Gewisse Übereinstimmungen ergeben sich vor allem mit den von Barolin et al. (1975) sogenannten angiocephalen Attacken und den von Broser (1958, 1976) beschriebenen sympathicovasalen bzw. cerebro-vasalen Anfällen. Diese „Anfälle bei cerebralen Gefäßkrisen" gehen mit identischen migräneartigen Kopfschmerzen („die den Anfällen vorausgehen, sie begleiten oder überdauern"), vegetativen und zentralnervösen Reiz- und Ausfallssymptomen einher (Broser 1976).

Diese Anfälle entwickeln sich nicht nur wie bei Jugendlichen auf funktionell-dysregulatorischer, sondern auch in höherem Alter — bei bestehender Migräne, vegetativer vasomotorischer Labilität oder labiler Hypertonie — auf organischer Basis (Broser 1976). Von cerebro-vasalen Anfällen auf funktionell-dysregulatorischer Basis zu solchen auf organischer Grundlage, bei denen funktionellen Faktoren nur noch eine auslösende Bedeutung zukommt, bestehen fließende Übergänge. Cerebrale Gefäßveränderungen oder Raumforderungen hätten demnach lediglich die Funktion eines Realisationsfaktors.

Anfallsmanifestationen dieser Art werden als eine über das Ziel hinausschießende ergotrope Reaktion, als Ausdruck einer Mobilisation aller auf Leistung und Abwehr gerichteten Kräfte angesehen. Die Grundlagen solcher Extremreaktionen bestehen entweder in einer abnormen Labilität der vegetativen Steuerung oder in einem abnormen sympathischen Spannungszustand (,,sympathische Hyperreflexie", Birkmayer u. Winkler 1951). Infolge eines erniedrigten Schwellenwertes für ergotrope Reize sind Personen mit ,,sympathischer Hypertonie" (Sympathicotonus) in hohem Maß reizüberempfindlich, so daß bereits alltägliche Belastungen solche Zustände provozieren können (Broser 1958, 1976).

Der Manifestationsgipfel amnestischer Episoden zwischen dem 45. und 70. Lebensjahr wird in diesem Zusammenhang nicht nur als Ausdruck des ,,arteriosklerotischen Terrains" gesehen, sondern als Folge lebensphasisch bedingter Funktionsänderungen des autonomen vegetativen Nervensystems infolge hormoneller Umstellungen und Rückbildungsvorgänge des Klimakteriums und der Involution. Die im Vorfeld amnestischer Episoden relativ häufigen depressiven oder dysphorisch-ängstlich getönten Versagens- und Verstimmungszustände (Godlewski 1968; v. Roll 1970; Ganner 1974; Flügel 1975) können entsprechend nicht ausschließlich als ,,vasales Grundsyndrom" (Alsen 1972) betrachtet werden. Neben der z.B. durch Nachlassen der Keimdrüsenfunktion mit kompensatorischer Steigerung der Hypophysentätigkeit bedingten Entwicklung einer oft ausgedehnten ,,sympathischen Hypertonie" (Steinmann u. Garnier 1976) haben periodische, tageszeitliche und jahreszeitliche Umstellungen und schwere anhaltende psychische und physische Belastungen maßgeblichen Einfluß.

Der Manifestation amnestischer Episoden liegt nach den vorliegenden Ergebnissen weder eine epileptische Funktionssteigerung noch ein synkoptischer totaler Funktionsverlust zugrunde. Anzunehmen ist vermutlich eine dem Migräne-Mechanismus vergleichbare vasomotorische Störung mit ,,temporärer Schwerpunktsetzung in einem funktionell einheitlichen, neuronalen System" (Schwend 1972; Bücking u. Baumgartner 1974). Die funktionelle Einheit des limbischen Systems entspricht dabei keinem einheitlichen vasculären Versorgungsgebiet. Ebenso wie z.B. synkopale Reaktionen wären amnestische Episoden als Ausdruck eines individuell spezifischen Reflexmusters (,,vegetatives Engramm") aufzufassen.

7 Zusammenfassung

Das Syndrom amnestischer Episoden war bereits 1964 von Fisher u. Adams
("transient global amnesia") als eine besondere paroxysmale Erscheinungsform des höheren Lebensalters monographisch herausgestellt worden. Eine
Vielzahl kasuistischer Mitteilungen – z.Zt. über etwa 750 Einzelfälle –
sind mittlerweile aus aller Welt hinzugekommen. Die erneute Beschäftigung mit dem Thema ergab sich aus einigen noch immer ungeklärten, zum
Teil kontrovers beurteilten Problemen u.a. der Pathogenese, Ätiologie und
prospektiven Bedeutung dieser Zustände.

Grundlage waren 27 eigene Fälle amnestischer Episoden, von denen
13 unmittelbar im Verlaufe der Episode beobachtet werden konnten.
Neben allgemein-klinischen, neurologischen und psychopathologischen
Parametern wurden epidemiologische und katamnestische Gesichtspunkte
mit den entsprechenden Angaben der einschlägigen Literatur berücksichtigt.

Das Erscheinungsbild amnestischer Episoden ist kaum zu verkennen.
Es handelt sich um zeitlich scharf begrenzte, flüchtige Ausnahmezustände
mit plötzlichem Beginn und spontanem, graduellem oder abruptem Ende,
oft mit Rückgang der Symptomatik im Schlaf. Phänomenologisch entsprechen sie einem paroxysmalen amnestischen Syndrom (Flügel 1975).

Leitsymptom ist eine ohne Vorboten einsetzende und durchschnittlich
3–5 h anhaltende Störung des mittelbaren Gedächtnisses. Die Betroffenen
sind unfähig, Wahrnehmungen zu behalten bzw. zu reproduzieren und hin-
länglich über Gedächtnisinhalte, vorwiegend jüngeren Datums, zu verfügen.
Sie bieten das Bild einer akuten schweren Merkleistungsstörung und einer
unterschiedlich ausgedehnten, bis zu Jahren zurückreichenden retrograden
Amnesie mit charakteristischen Fragestereotypien während des Zustandes.
Als charakteristisch gilt auch hier jener von Gamper (1928) bezüglich des
amnestischen Syndroms allgemeingültig beschriebene „eigenartige Riß
zwischen Bewußtsein und Erleben in der Gegenwart . . ., der durch völliges
Wachsein ohne die Möglichkeit eines Erlebniszuwachses gekennzeichnet
ist".

Die Betroffenen sind dabei zeitlich, selten auch örtlich, desorientiert,
ängstlich-besorgt, ratlos oder unruhig. Bewußtseinshelle, Wahrnehmungs-
vermögen, unmittelbares („Sekunden"-)Gedächtnis und personales Altgedächtnis bleiben ebenso erhalten wie Handlungsfähigkeit, Kommunikation

mit der Umwelt und Einsicht in die Behinderung. Die Episoden enden mit der Wiederkehr des Merk- und Erinnerungsvermögens. Zusammen mit dem spontanen Abklingen der Störung schwindet die retrograde Amnesie oder schränkt sich auf Minuten oder Stunden vor Einsetzen der Episode ein. Es verbleibt eine der Dauer der Episode und eine die allenfalls kurze retrograde Amnesie einschließende amnestische Lücke.

Verlaufsbeobachtungen und modalitätsspezifische Untersuchungen der Merkleistungsstörungen während der Episode weisen auf eine den Beobachtungen nach Hirntraumen vergleichbare sekundäre Intensivierung der Ausfälle nach dem akuten Beginn und eine bezüglich sensorischer Wahrnehmungen qualitativ dissoziierte Rückbildung hin. Die mnestische Behinderung ist — zumindest in den untersuchten Fällen — weder konstant noch durchgehend „global".

Das Manifestationsalter liegt in den untersuchten Fällen zwischen dem 45. und dem 70. Lebensjahr mit einem Durchschnittsalter von 57 Jahren. Unter den zumeist gesunden Betroffenen überwiegen den biographischen Daten zufolge Personen mit gesteigertem Lebens- und Arbeitstempo und einer zumeist nicht manuellen Berufstätigkeit. Das weibliche Geschlecht ist überrepräsentiert. Das Auftreten amnestischer Episoden zeigt sich abhängig von biologischen Rhythmen wie Schlaf-Wach- und Arbeitsrhythmus sowie von einer Vielzahl exogener Momente. Infolge einer wahrscheinlich hohen Dunkelziffer sind die Ereignisse vermutlich häufiger als aufgrund der Anzahl der bekanntgewordenen Fälle anzunehmen ist. Einzelne Rezidive werden bei etwa 25% der Betroffenen registriert.

In nosologischer Hinsicht sind einige fakultative Begleitsymptome aufschlußreich. Neben flüchtigen — in etwa 10% der Fälle auftretenden — passageren neurologischen Ausfällen visueller, sensomotorischer oder koordinativer Art wurde eine Reihe vegetativer Begleitphänomene gefunden, besonders häufig migräneartige Kopfschmerzen und Blutdruckanstieg, gelegentlich mit Schwindelgefühl, Frösteln und intestinalen Sensationen.

Ca. 60% der sowohl während als auch nach der Episode abgeleiteten Elektroencephalogramme zeigen Normalbefunde. In den restlichen Fällen werden ein- oder beidseitige, asynchrone paroxysmale temporale, weniger parieto-occipitale Dysrhythmien gefunden, bei Schlafableitungen und mit Hilfe spezieller Elektrodenplazierungen vermehrt auch mit eingestreuten unspezifischen hypersynchronen Wellenformen. Angiographische Befunde sind wenig charakteristisch.

Ein wesentliches Ergebnis der Untersuchung ist der Nachweis einer auffälligen Häufung amnestischer Episoden bei Personen mit synkopalen Zeichen, M. Raynaud und Migräne in der Vorgeschichte. Dem Problem amnestischer Episoden bei Migräne wird daher ein eigenes Kapitel gewidmet. Bemerkenswert ist in diesem Zusammenhang, daß identische Ausnahmezustände nicht nur als Migräne-Dämmerattacken oder migraine amnesique, sondern als geordnete Dämmerzustände und transitorische Amnesien unklarer Ätiologie seit langem sowohl in der deutschen als auch anglo-amerikanischen und französischen Literatur bekannt sind.

Amnestische Episoden sind ätiologisch unspezifisch. Über interfamiliäre Berührungspunkte hinausgehende Beziehungen zur Epilepsie sind nicht wahrscheinlich zu machen. Auch strukturellen Gefäßveränderungen, insbesondere des vertebro-basilären Strombahngebietes kommt — abgesehen von den sehr seltenen eindeutig symptomatischen Episoden bei Stenosen im Bereiche beider Aa. cerebri posteriores — eine nur sekundäre Bedeutung zu.

Aufgrund der Untersuchungsergebnisse und gewisser Übereinstimmungen mit besonderen phänomenologischen und epidemiologischen Charakteristika anderer vasomotorischer und vegetativer Störformen sind amnestische Episoden als polygenetische terminale Reaktionsformen (Janzen 1969) den nicht-epileptischen, cerebro-vasculären Anfällen (Anfällen bei cerebralen Gefäßkrisen) zuzurechnen. Vermutlich handelt es sich um Sonderformen „angiocephaler Attacken" (Barolin et al. 1975) bzw. sympathico-vasaler cerebraler Anfälle (Broser 1958, 1976).

Hirntopisch sind amnestische Episoden als Erscheinungsformen axialer Amnesien, — im Gegensatz zu transitorischen, limitierten oder focalen Amnesien neocorticaler Genese (Agnosien, Apraxien, amnestischen Aphasien) — auf passagere Funktionsstörungen limbischer Strukturen, insbesondere infero-medialer Anteile beider Temporallappen (Hippocampusbereich beidseits) zurückzuführen. Übergreifende Funktionsstörungen im Bereiche des Mittelhirns, des Hirnstamms und des zentralen optischen Systems bedingen wahrscheinlich fakultative vegetative und neurologische Begleitphänomene.

Die Manifestation amnestischer Episoden erscheint abhängig einerseits von dispositionellen Faktoren im Sinne einer pathologischen Reaktionsbereitschaft (psychovegetative Labilität, Sympathicotonie), andererseits von unspezifischen hirnlokalen oder extracerebralen Funktionsstörungen und/oder variablen, die vegetative Tonuslage bestimmenden äußeren Einflüssen im Sinne von Realisationsfaktoren. Die Häufung amnestischer Episoden in der zweiten Lebenshälfte wird auf eine den neurovegetativen Erscheinungsformen gemeinsame Empfindlichkeit gegenüber hormonellen Umstellungen mit Veränderungen des vegetativen Tonus im Klimakterium und in der Involution zurückgeführt, nicht auf das „arteriosklerotische Terrain".

Abhängig vom Fehlen oder vom Nachweis endogener oder exogener Realisationsfaktoren werden idiopathische von symptomatischen amnestischen Episoden abgegrenzt. Im psychosomatischen Bedingungsgefüge idiopathischer amnestischer Episoden überwiegt vermutlich das konstitutionelle, bei den symptomatischen Formen das konditionelle Element. Zur Differentialdiagnose und Ätiologie wird auf Tabelle 5 verwiesen.

Die für den Betroffenen und die Angehörigen dramatischen Ereignisse sind gutartig und spontan rückläufig. Therapeutische Eingriffe erübrigen sich. Katamnestische Beobachtungen weisen auf einen in der Regel nicht progredienten, günstigen Gesamtverlauf. In Einzelfällen symptomatischer Formen wird die Prognose von der Grunderkrankung (massiver cerebraler Gefäßprozeß, cerebrale Raumforderung u.a.) bestimmt. In solchen Einzelfällen mit zumeist mehrfachen Rezidiven, einer über 24stündigen Dauer der Episode, einer irreversiblen oder progredienten Herdsymptomatik im EEG und immer dann, wenn mnestische oder neurologische Ausfallserscheinungen verbleiben, sind zum Ausschluß symptomatischer Formen eingehendere neuroradiologische, cerebral-computertomographische und ggf. internistische diagnostische Maßnahmen erforderlich. In den meisten anderen Fällen kann sich das diagnostische Vorgehen auf neurologische und elektroencephalograpische Routineuntersuchungen beschränken. Es entspricht insofern dem Verhalten bei anderen funktionellen Störungen.

Literatur

Abeles M, Schilder P (1935) Psychogenic loss of personal identity. Arch Neurol 34: 587–604

Adams AE, Leuschner W (1976) Über amnestische Episoden. Dtsch Med Wochenschr 101: 1061–1063

Ahmed I (1978) Transient global amnesia. Report of a case secondary to bilateral middle cerebral artery involvement. J Kans Med Soc 79: 670–672

Aimard G, Trillet M, Perroudon C, Tommasi M, Carrier H (1971) Ictus amnésique symptomatique d'un glioblastome intéressant le trigone. Rev Neurol 124/5: 392–396

Ajuriaguerra J de, Hecaen H, Rouault de la Vigne A (1946) Troubles mentaux de l'intoxication oxycarbonée. Sem Hop Paris 22: 1950–1957

Ajuriaguerra J de, Hecaen H, Sadoun R (1954) Les troubles mentaux au cours des tumeurs de la région mésodiencéphalique. Encephale 43: 406–478

Akert K, Hummel P (1968) Anatomie und Physiologie des limbischen Systems, 2. Aufl. La Roche, Grenzach/Baden

Alsen V (1972) Psychopathologie der chronisch-progredienten gefäßbedingten Hirnschädigungen. In: Gänshirt H (Hrsg) Der Hirnkreislauf. Thieme, Stuttgart, S 797–815

Anastasopoulos G (1958) Hypersexualität, Wesensänderung, Schlafstörungen und akute Demenz bei einem Tumor des rechten Schläfenlappens. Psychiat Neurol 136: 85–108

Anastasopoulos G, Rontsonis KG (1967) Zur Symptomatologie der Schläfenlappentumoren mit Ammonshornzerstörung. Nervenarzt 38: 442–445

Angelergues R (1969) Memory disorders in neurological disease. In: Vinken PJ, Bruyn GW (eds) Disorders of higher nervous activity. North-Holland, Amsterdam (Handbook of clinical neurology, vol III, pp 268–292)

Ardito R, Fontanari D, Mazzanti L (1974) Gedächtnisstörungen bei Boxern. In: Fontanari D, Kugler J, Lechner H (Hrsg) Das Gedächtnis – Gedächtnisstörungen. Banaschewski, München-Gräfelfing, S 103–106

Aring C, Lederer H, Rosenbaum M (1946) The role of emotion in the causation of epilepsy. Res Publ Assoc Res Nerv Ment Dis 26: 561–572

Arné L, Loiseau P (1964) Ictus amnésique: corrélation électro-clinique. Soc. de neuropsych. de Bordeaux, 12 janvier 1964. La Presse Med 72/24: 1455

Avis HH, Carlton PL (1968) Retrograde amnesia produced by hippocampal spreading depression. Science 161: 73–75

Baldwin M (1956) Modifications psychiques survenant après lobectomie temporale subtotale. Neurochirurgie 2: 152–167

Bancaud J, Favel P, Bonis A, Bordas-Ferrer M, Miravet J, Talairach J (1970) Manifestations sexuelles paroxystiques et epilepsie temporale. Rev Neurol (Paris) 123: 217–230

Barbizet J (1963) Etudes cliniques sur la mémoire (L'étude clinique de la mémoire. L'amnésie de mémoration d'origine hippocampo-mamillaire. L'amnésie de mémoration d'origine corticale. Les amnésies globales). Sem Hop Paris 39/20: 932–950, 39/21: 983–989

Barbizet J (1963) Defect of memorizing of hippocampal-mammillary origin: a review. J Neurol Neurosurg Psychiat 26: 127–135

Barbizet J (1969) Psychophysiological mechanism of memory. In: Vinken PJ, Bruyn GW (eds) Disorders of higher nervous activity. North-Holland, Amsterdam (Handbook of clinical neurology, vol III, pp 258–267)

Barbizet J (1970) Human memory and its pathology. Freeman, San Francisco

Barolin GS (1966) Migräne und andere paroxysmale Hirndurchblutungsstörungen nach Kopftraumen. Wien Med Wochenschr 21: 462–468

Barolin GS (1969) Migräne. Facultas, Wien

Barolin GS (1976) Über das Zusammenspiel psychischer und somatischer Faktoren beim Kopfschmerz. Fortschr Neurol Psychiatr 44: 597–614

Barolin GS, Scherzer E, Schnaberth G (1975) Nichtepileptische zerebrovasculäre Anfälle. In: Barolin GS (Hrsg) Die zerebrovasculär bedingten Anfälle. Aktuelle Probleme in der Psychiatrie, Neurologie, Neuro-Chirurgie, Bd 12. Huber, Bern Stuttgart Wien, S 58–89

Barolin GS, Karbowski K (1973) Occipitale Krisen im „Grenzland der Epilepsie". Z EEG-EMG 4: 1–8

Bash KW (1955) Lehrbuch der allgemeinen Psychopathologie. Thieme, Stuttgart

Bauer R, Sheehan S, Meyer JS (1961) Arteriographic study of cerebrovascular disease. II. Cerebral symptoms due to kinking, tortuosity and compression of carotid and vertebral arteries in the neck. Arch Neurol 4: 119–131

Baumgartner G (1962) Zur Klinik und Pathophysiologie der Migräne. Med Welt 37: 1915–1918

Bay E (1968) Traumatische Dämmerzustände. Med Welt 19/47: 2571–2573

Bender MB (1956) Syndrome of isolated episode of confusion with amnesia. J Hillside Hospital (Glen Oaks) 5: 212–215

Bender MB (1960) Single episode of confusion with amnesia. Bull NY Acad Med 36: 197–207

Benson DF (1978) Amnesia. South Med J 71: 1221–1227

Benson DF, Geschwind N (1967) Shrinking retrograde amnesia. J Neurol Neurosurg Psychiatry 30: 539–544

Benson DF, Marsden CD, Meadows JC (1973) The amnesic stroke (Abstract).Neurology 23: 400

Benson DF, Marsden CD, Meadows JC (1974) The amnesic syndrome of posterior cerebral artery occlusion. Acta Neurol Scand 50: 133–145

Bente D, Kluge E (1953) Sexuelle Reizzustände im Rahmen des Unzinatus-Syndroms. Ein klinischer Beitrag zur Pathophysiologie und Pathobiologie des Archicortex. Arch Psychiatr Nervenkr 190: 357–376

Bergouignan M (1967) Ictus amnésique: un syndrome méconnu et pourtant significatif de la pathologie vasculaire cérébrale. L'Hôpital 55: 551–553

Berner P (1974) Gedächtnisstörungen bei Intoxikationen. In: Fontanari D, Kugler J, Lechner H (Hrsg) Das Gedächtnis – Gedächtnisstörungen. Banaschewski, München-Gräfelfing, S 59–62

Bertschinger H (1918) Über Aufmerksamkeitsstörungen bei Commotionspsychosen. Z Ges Neurol Psychiatr 43: 3–26

Bianchi Saus A, Silva Gaudin E, Scarabina R, Gomensoro J (1972) Elektro-klinische Korrelationen bei ischämischen Krisen infolge simultaner bilateraler Karotiskompression. Z EEG-EMG 3: 121–126

Bickerstaff ER (1961) Basilar artery migraine. Lancet 1: 15–17

Bickerstaff ER (1961) Impairment of consciousness in migraine. Lancet 2: 1057–1059

Bickford RG, Mulder DW, Dodge HW, Svien HJ, Rome HP (1958) Changes in memory function produced by electrical stimulation of the temporal lobe in man. Res Publ Assoc Res Nerv Ment Dis 36: 227–243

Birkmayer W, Winkler W (1951) Klinik und Therapie der vegetativen Funktionsstörungen. Springer, Wien

Bleuler E (1972) Lehrbuch der Psychiatrie, 12. Aufl. Springer, Berlin Göttingen Heidelberg

Blonstein JL, Clarke E (1957) Further observations on the medical aspects of amateur boxing. Br Med J 1: 362—366

Blumer D (1967) The temporal lobes and paroxysmal behavior disorders. Szondiana VII, Beiheft zur Schweiz. Zeitschrift f. Psychol. u. ihre Anwendungen 51: 273—285

Blumer D (1970) Hypersexual episodes in temporal lobe epilepsy. Am J Psychiatry 126: 1099—1106

Blumer D (1971) Das Sexualverhalten der Schläfenlappenepileptiker vor und nach chirurgischer Behandlung. Ein Beitrag zur Rolle des limbischen Systems in der Steuerung der Sexualität. J Neuro-Visceral Relations [Suppl] 10: 469—476

Blumer D, Walker AE (1967) Sexual behavior in temporal lobe epilepsy. Arch Neurol 16: 37—43

Bodechtel G (1974) Vegetativ-trophische Störungen der Peripherie. In: Bodechtel G (Hrsg) Differentialdiagnose neurologischer Krankheitsbilder. Thieme, Stuttgart, S 115—122

Bodechtel G, Spatz R (1971) Amnestische Episoden — traumatische Dämmerzustände — psychomotorische Dämmerattacken. Münch Med Wochenschr 113: 1333—1338

Boeters U (1971) Störungen des Sexualverhaltens nach posttraumatischem appalischem Syndrom. J Neuro-Visceral Relations [Suppl] 10: 538—542

Bolwig TG (1968) Transient global amnesia. Acta Neurol Scand 44: 101—106

Bonduelle M, Bouygues P, Jolivet B, Sallou C (1963) Automatisme de longue durée et fugues épileptiques chez l'adulte (Rapport de médicine légale présenté au Congrès de psychiatrie et de neurologie de langue française, 61e session, Nancy, 9—14 septembre 1963). 1 vol, 136 p. Masson, Paris

Bonnet H, Bonnet H (1965) A propos de trois observations d'éclipse cérébrale amnésique. Annales de la Société régionale de Neuro-Psychiatrie de Clermont-Ferrand. Clermont Méd. (Suppl. Annuel) 177—185

Botez MI, Popescu F (1968/69) The transient global amnesia syndrome. Neurol Psychiatr. (Bucur) 13: 153—160; Ref Zbl Ges Neurol Psych 194: 143

Boudin G, Barbizet J, Derouesne C, van Amerongen P (1967) Cécité corticale et problème des "amnesies occipitales". Rev Neurol (Paris) 116: 89—97

Boudin G, Brion S, Pepin P, Barbizet J (1968) Syndrome de Korsakoff d'étiologie artériopathique. Rev Neurol (Paris) 119: 341—348

Boudin G, Pepin B, Mikol J, Haguenau M, Vernant JC (1975) Gliome du système limbique postérieur, revélé par une amnésie globale transitoire. Observation anatomo-clinique d'un cas. Rev Neurol (Paris) 131: 157—163

Boumann C, Grünbaum AA (1929) Eine Störung der Chronognosie und ihre Bedeutung im betreffenden Symptomenbild. Monatsschr Psychiatr Neurol 73: 1—39

Brazier MAB (1962) Stimulation of the hippocampus in man using implanted electrodes. In: Brazier MAB (ed) Brain function, vol 2. Univ of California Press, Berkeley

Brierley JB (1966) The neuropathology of amnesic states. In: Whitty CWM, Zangwill OL (eds) Amnesia. Butterworths, London, pp 150—180

Brooks DN, Baddelly AD (1976) What can amnesic patients learn? Neuropsychologia 14: 111—122

Broser F (1958) Die cerebralen vegetativen Anfälle. Springer, Berlin Göttingen Heidelberg

Broser F (1976) Die vegetativen Anfälle. In: Sturm A, Birkmayer W (Hrsg) Klinische Pathologie des vegetativen Nervensystems. Fischer, Stuttgart, S 1008—1028

Brown J (1964) Short-term memory. Br Med Bull 20: 8—11

Bruyn GW (1968) Complicated migraine. In: Vinken PJ, Bruyn GW (eds) Headaches and cranial neuralgias. North-Holland, Amsterdam (Handbook of clinical neurology, vol 5, pp 59—95)

Bücking H, Baumgartner G (1974) Klinik und Pathophysiologie der initialen neurologischen Symptome bei fokalen Migränen (Migraine ophthalmique, migraine accompagnée). Arch Psychiatr Nervenkr 219: 37—52

Bürger-Prinz H, Kaila M (1930) Über die Struktur des amnestischen Symptomenkomplexes. Z Neurol Psychiatr (Berlin) 124: 553–595

Bürger-Prinz H, Büssow H (1942) Über das amnestische Syndrom. Allg Z Psychiatr Grenzgeb 121: 195–215

Buschke H (1965) Impairment of short-term memory. Neurology (Minneap) 15: 913–918

Cala LA, Mastaglia FL (1976) Computerised axial tomography findings in patients with migrainous headaches. Br Med J 2: 149–150

Cantor FK (1971) Transient global amnesia and temporal lobe seizures (Abstract). Neurology (Minneap) 21: 430–431

Caplan LR, Weiner H, Weintraub RM, Austen WG (1976) "Migrainous" neurologic dysfunction in patients with prosthetic cardiac valves. Headache 16/5: 218–221

Caplan LR, Chedru F, Lhermitte F (1978) Transient global amnesia and migraine. Neurology (Minneap) 28: 387

Carroll JD (1975) Die ophthalmoplegische Migräne. Münch Med Wochenschr 117: 1941–1942

Chapman LF, Walter RD, Markham CH. Rand RW, Crandall PH (1967) Memory changes induced by stimulation of hippocampus or amygdala in epilepsy patients with implanted electrodes. Trans Am Neurol 92: 50–56

Christian W (1968) Klinische Encephalographie. Thieme, Stuttgart

Collard M, Eber AM, Streicher D, Tritschler JL (1977) Syndrome de Parinaud, nystagmus vertical et ictus amnésique (à propos de trois cas). Oto-Neuro-Opht 49: 47–55

Conrad K (1953) Über einen Fall von ,,Minuten-Gedächtnis''. Beitrag zum Problem des amnestischen Symptomenkomplexes. Arch Psychiatr Nervenkr 190: 471–502

Cornette M (1973) Etude électro-clinique d'un cas d'amnésie transitoire (ictus amnésique). Rev Med Liege 28: 329–333

Cortigiani-Lusini C, Lusini C (1967) Sindrome di un episodio isolato di confusione con amnesia o "transient global amnesia". Riv Neurobiol 13: 496–506

Costa N, Proli F (1969) "Ictus amnesico" o amnesia globale transitoria: Osservazioni cliniche e considerazioni eziopatogenetiche. Riv Sper Freniat 93: 442–447

Couteaud MJ (1964) Eclipses amnésiques. Thèse de Médicine, Lyon

Cramer H (1976) Diagnose und Therapie der Narkolepsie. Dtsch Ärztebl 73/1: 21–22

Crevel H van (1969) Transient global amnesia. Psychiat Neurol Neurochir (Amsterdam) 72: 319–324

Critchley M (1957) Medical aspects of boxing, particularly from a neurologic standpoint. Br Med J 1: 357–361

Croft PB, Heathfield KWG, Swash M (1973) The differential diagnosis of transient amnesia. Br Med J 4: 593–596

Cuningham JA (1968) Transient global amnesia. N Z Med J 67: 531–532

Currier RD, Little SC, Suess JF, Andy OJ (1971) Sexual seizures. Arch Neurol 25: 260–264

Czubalski K, Bochenek W, Zawisza E (1976) Psychological stress and personality in Ménières disorder. J Psychosom Res 20: 187–191

Dide M, Botcazo M (1902) Amnesie continué, cécité verbale pure, perte du sens topographique. Ramollissement double du lobe lingual. Rev Neurol (Paris) 10/6: 676–680

Dimsdale HB (1969) Transient global amnesia. Ann R Coll Phys Surg (Canada) 3/1: 41–45

Dogan S (1970) Tranzitorna globalna amnezija. Neuropsihijatrija 18: 137–146

Dogan S, Cop J, Cemalovic-Boko Z (1972) Tranzitorna globalna amnezija. Zapazanja kod osam bolesnika. Neuropsihijatrija 20: 325–333

Domagk GF (1974) Biochemische Grundlagen des Gedächtnisses. In: Fontanari D, Kugler J, Lechner H (Hrsg) Das Gedächtnis – Gedächtnisstörungen. Banaschewski, München-Gräfelfing, S 9–12

Dondey M (1964) L'électroencéphalogramme au cours des épisodes amnésiques prolongés sans séquelles neurologiques immédiates chez les sujets âgés. Revue Francaise Gerontologie (Paris) 10: 29–37

Dorndorf W, Gänshirt H (1972) Die Klinik der arteriellen cerebralen Gefäßverschlüsse. In: Gänshirt H (Hrsg) Der Hirnkreislauf. Thieme, Stuttgart, S 512–650

Drachman DA, Arbit J (1966) Memory and the hippocampal complex. Arch Neurol 15/1: 52–61

Dykes MHM, Sears BR, Caplan LR (1972) Transient global amnesia following spinal anesthesia. Anesthesiology 36: 615–617

Editorial (1968) Transient global amnesia. Br Med J 4: 723–724

Editorial (1969) Hemicrania. J Migraine Trust 1/1: 3–4

Eliasberg W, Feuchtwanger E (1922) Zur psychologischen und pathologischen Untersuchung und Theorie des erworbenen Schwachsinns. Z Ges Neurol Psychiatr (Berlin) 75: 516–595

Endröczi E (1971) The role of brainstem and limbic structures in regulation of sexual behavioural patterns. J Neuro-Visceral Relations [Suppl] 10: 263–276

Epstein AW (1961) Relationship of fetishism and transvestism to brain and particularly to temporal lobe dysfunction. J Nerv Ment Dis 133: 247–253

Erickson TC (1945) Erotomania (nymphomania) as an expression of cortical epileptiform discharge. Arch Neurol Psychiatr 53: 226–231

Erkulvrawatr S, Dein IO, Srinivasan G (1979) Transient global amnesia. South Med J 72: 290–293

Escueta AV, Boxley J, Stubbs N, Waddell G, Wilson WA (1974) Prolonged twilight state and automatisms: A case report. Neurology (Minneap) 24: 331–339

Evans JH (1966) Transient loss of memory, an organic mental syndrome. Brain 89: 539–548

Fau R, Garrel S, Groslambert R, Maynard R (1970) Ictus amnésique. Sem Hop Paris 46/19: 1275–1282

Finkel N (1968) Amnesia transitoria seletiva. Arch Neuro-Psiquiat (Sao Paolo) 26: 61–65

Fischgold H, Dreyfus-Brisac C (1968) Das Elektroencephalogramm. Thieme, Stuttgart

Fisher CM (1966) Concussion amnesia. Neurology (Minneap) 16: 826–830

Fisher CM, Adams RD (1958) Transient global amnesia. Trans Am Neurol Assoc 83: 146–164

Fisher CM, Adams RD (1964) Transient global amnesia. Acta Neurol Scand [Suppl IX] 40: 7–83

Fisher CM (1968) Migraine accompaniments versus arteriosclerotic ischemia. Trans Am Neurol Assoc (NY) 93: 211–213

Fisher-Williams M, Gottschalk PG, Bruwell JN (1970) Transient cortical blindness. An unusual complication of coronary angiographie. Neurology (Minneap) 20:353–355

Flatau E (1912) Die Migräne. Monograph Ges Geb Neurol Psychiat. Springer, Berlin

Flügel KA (1974) Das Syndrom der transitorischen globalen Amnesie (amnestische Episoden). Fortschr Med 92: 1067–1071

Flügel KA (1975) Transitorische globale Amnesie – ein paroxysmales amnestisches Syndrom. Fortschr Neurol Psychiatr 43: 471–485

Fogelholm R, Kivalo E, Bergstroem L (1975) The transient global amnesia syndrome. An analysis of 35 cases. Eur Neurol 13: 72–84

Fontanari D, Kugler J, Lechner H (Hrsg) (1974) Das Gedächtnis – Gedächtnisstörungen. Banaschewski, München-Gräfelfing

Frank G (1976) Symptomwandel bei Migräne. Med Welt 27: 1353–1356

Frank G (1976) Amnestische Episoden bei Migräne – Ein Beitrag zur Differentialdiagnose der transienten globalen Amnesie. Schweiz Arch Neurol Neurochir Psychiat 118: 253–274

Frank G (1976) Klinische Beobachtungen zur Psychopathologie amnestischer Episoden. Arch Psychiatr Nervenkr 223: 89–98

Frank G (1976) Zur Differentialdiagnose episodischer Amnesien. Verh Dtsch Ges Inn Med 82: 663–666

Frank G (1977) Sexualverhalten bei transienter globaler Amnesie – Zur Begleitsymptomatik amnestischer Episoden. Nervenarzt 48: 50–53

Frank H (1963) Informationspsychologie und Nachrichtentechnik. In: Wiener N, Schadé JP (eds) Nerve, brain and memory models. Progress in brain research. Elsevier, Amsterdam London New York, pp 79–96

Freeman F, Nevis AH (1969) Temporal lobe sexual seizures. Neurology (Minneap) 19: 87–90

Freud S (1952) Zum psychischen Mechanismus der Vergeßlichkeit. In: Freud A (Hrsg) Gesammelte Werke, Bd I (Werke aus den Jahren 1892–1899). Fischer, Hamburg, S 519–527

Friedman AP (1968) Migraine. Pathophysiology and pathogenesis. In: Vinken PJ, Bruyn GW (eds) Headaches and cranial neuralgias. North-Holland, Amsterdam (Handbook of clinical neurology, vol 5, pp 37–44)

Gagel O (1953) Die Erkrankungen des vegetativen Systems. In: Bergmann G v, Frey W, Schwiegk H (Hrsg) Springer, Berlin Göttingen Heidelberg (Handbuch der Inneren Medizin, Bd V/2, S 777–921

Gamper E (1928) Zur Frage der Polioencephalitis haemorrhagica der chronischen Alkoholiker. Anatomische Befunde bei alkoholischem Korsakow und ihre Beziehungen zum klinischen Bild. Dtsch Z Nervenheilk 102: 122–129

Ganner H (1974) Ictus amnesticus. Ärztl Prax 26: 1872–1876

Gascon G, Barlow C (1970) Juvenile migraine, presenting as an acute confusional state. Pediatrics 45: 628–635

Gastaut H (1974) Syncopes: Generalized anoxic cerebral seizures. In: Magnus O, Lorentz de Haas AM (eds) The epilepsies. North-Holland, Amsterdam (Handbook of clinical neurology, vol 15, pp 815–835)

Gastaut H, Collomb H (1954) Etude du comportement sexuel chez les épileptiques psychomoteurs. Ann Med Psychol (Paris) 112: 657–696

Gayral L (1967) Examen clinique d'un amnésique. Rev Prat (Paris) 17/12: 1745–1755

Gerstenbrand F (1967) Das traumatische appalische Syndrom. Springer, Wien New York

Gerstenbrand F, Lücking CH (1971) Hypersexualität im Rahmen der Klüver-Bucy-Symptomatik nach traumatischen appallischem Syndrom. J Neuro-Visceral Relations [Suppl] 10: 524–537

Gibson S (1915/16) Abnormal states of amnesia and subconsciousness. Western Medical Times 35: 364

Gilbert GJ, Benson DF (1972) Transient global amnesia: Report of two cases with epilepsy. Clin Electroencephal 9: 147–152

Gilbert J, Benson DF (1972) Transient global amnesia: Report of two cases with definite etiologies. J Nerv Ment Dis 154: 461–464

Gilbert GJ (1979) Correspondence Clin Electroencephal 10/2: 54–56

Girardin C (1967) Contribution à l'étude des éclipses amnésiques. Thèse de Médicine, Bordeaux

Glees P, Griffith HB (1952) Bilateral destruction of the hippocampus (cornu Ammonis) in a case of dementia. Monatsschr Psychiatr Neurol 123: 193–204

Godlewski S (1968) Les épisodes amnésiques (transient global amnesia). Etude clinique basée sur 33 observations inédites. Sem Hop Paris 44: 553–577

Godlewski S, Masquin H (1969) Les épisodes amnésiques (aspects cliniques et évolutifs). Met Prat (Paris) 25: 108

Gollin ES (1960) Developmental studies of visual recognition of incomplete objects. Percept Mot Skills 11: 289–298

Goodwin DW, Powell B, Bremer D, Hoine H, Stern J (1969) Alcohol and recall: state-dependent effects in man. Science 163: 1358–1360

Goodwin DW, Crane JB, Guze SB (1969) Alcoholic "black-outs": A review and clinical study of 100 alcoholics. Am J Psychiatry 126: 191–198

Goodwin DW, Othmer E, Halikas JA, Freemon F (1970) Loss of short term memory as a predictor of the alcoholic "black-out". Nature 227: 201–202

Gordon B, Marin OSM (1979) Transient global amnesia: an extensive case report. J Neurol Neurosurg Psychiatry 42: 572–575

Gowers WR (1908) Das Grenzgebiet der Epilepsie. Deuticke, Leipzig Wien

Graham JR (1968) Migraine. Clinical aspects. In: Vinken PJ, Bruyn GW (eds) Haedaches and cranial neuralgias. North-Holland, Amsterdam (Handbook of clinical neurology, vol 5, pp 45–58)

Gralewska C, Gralewski Z (1972) Przemijajaca niepamiec ogolna – "transient global amnesia". Pol Tyg Lek 27: 1237–1238

Greene HH, Bennett DR (1974) Transient global amnesia with a previously unreported EEG abnormality. Electroenceph Clin Neurophysiol 36: 409–413

Greenlee JE, Crampton RS, Miller JQ (1975) Transient global amnesia associated with cardiac arrhythmia and digitalis intoxication. Stroke 6: 513–516

Gregg JM, Ryan DE, Levin KH (1974) The amnesic actions of diazepam. J Oral Surg 32: 651–664

Gregor A (1909) Beiträge zur Psychopathologie des Gedächtnisses. Monatsschr Psychiatr Neurol 25: 218–225, 339–386

Grenell RG (1946) Central nervous system resistance. I. The effects of temporary arrest of cerebral circulation for periods of 2 to 10 minutes. J Neuropathol Exp Neurol 5: 131–154

Grünthal E (1923) Zur Kenntnis der Psychopathologie des Korsakowschen Symptomenkomplexes. Monatsschr Psychiatr 53: 89–132

Grünthal E (1947) Über das klinische Bild nach umschriebenem beidseitigem Ausfall der Ammonshornrinde, ein Beitrag zur Kenntnis der Funktion des Ammonshornes. Monatsschr Psychiatr Neurol (Schweiz) 113: 1–16

Grünthal E, Störring GE (1930) Über das Verhalten bei umschriebener, völliger Merkunfähigkeit. Monatsschr Psychiatr Neurol 74: 354–369

Guyotat J, Courjon J (1956) Les ictus amnésiques. J Med Lyon 37: 697–701

Haase HJ (1959) Amnestische Psychosyndrome im mittleren und höheren Lebensalter. Monog Ges Geb Neurol Psychiatr. Springer, Berlin Göttingen Heidelberg

Halsey JH Jr (1967) Cerebral infarction with transient global amnesia. Ala J Med Sci 4: 436–438

Hartley TC, Heilman KM, Garcia-Bengochea F (1974) A case of transient global amnesia due to a pituitary tumor. Neurology (Minneap) 24: 998–1000

Heathfield KWG, Croft PB, Swash M (1973) The syndrome of transient global amnesia. Brain 96: 729–736

Héon M, Reiher J, Dilenge D, Lamarche J (1972) Ictus amnésique et hématome intraventriculaire. Neurochirurgie 18/6: 503–510

Heppner F (1973) Limbisches System und Epilepsie. Aktuelle Probleme in der Psychiatrie, Neurologie, Neurochirurgie, Bd 9. Huber, Bern Stuttgart Wien

Heyck H (1975) Der Kopfschmerz. Thieme, Stuttgart

Hierons R (1971) Impotence in temporal lobe lesions. In: Zentralnervöse Sexualsteuerung. J Neuro-Visceral Relations [Suppl] 10: 477–481

Hierons R, Saunders M (1966) Impotence in patients with temporal lobe lesions. Lancet 2: 761–764

Hirschmann J (1974) Amnesien bei Epilepsien. In: Fontanari D, Kugler J, Lechner H (Hrsg) Das Gedächtnis – Gedächtnisstörungen. Banaschewski, München-Gräfelfing, S 62–66

Hoenig J, Hamilton CM (1960) Epilepsy and sexual orgasm. Acta Psychiatr Scand 35/6: 448–456

Hooshmand H, Brawley BW (1969) Temporal lobe seizures and exhibitionism. Neurology (Minneap) 19: 1119–1124

Horst L van der (1932) Über die Psychologie des Korsakow-Syndroms. Monatsschr Psychiatr 83: 65–84

108

Horton BT, Roth GM (1937) Collapse while swimming. The most dangerous sequence of hypersensitiveness to cold. Proc Staff Meet Mayo Clinic 120: 7

Hyden H (1967) Biochemical changes accompanying learning. In: Quarton GC, Melnechuk T, Schmitt FO (eds) The neurosciences. Rockefeller Univ Press, New York, pp 765–771

Isaacson RL (1974) The limbic system. Plenum Publish. Corporation, London

Isaacson RL, Pribram KH (1975) The hippocampus. Plenum Publish. Corporation, London

Jacob H (1968) Psychiatrische Aspekte der Alterns- und Aufbrauchkrankheiten des Gehirns. Verhdlg. Dtsch. Ges. Path. 52. Tagung, Würzburg 2.–6.4.68. Fischer, Stuttgart, S 21–32

Jacob H (1976) Zur Psychopathologie des akuten Hirntraumas. Therapiewoche 26: 3970–3978

Jackson JH (1888) On a particular variety of epilepsy ("intellectual aura"). One case with symptoms of organic brain disease. Brain 11: 179–207

Jackson JH (1932) Selected writings of John Hughlings Jackson, vol 1. 1. On epilepsy and epileptiform convulsions. Hodder & Stoughton, London

Jackson JH, Colman WS (1898) Case of epilepsy with tasting movements and "dreamy state". Very small patch of softening in the left uncinate gyrus. Brain 21: 580–590

Jaffe R, Bender MB (1966) EEG studies in the syndrome of isolated episodes of confusion with amnesia, "transient global amnesia". J Neurol Neurosurg Psychiatry 29: 472–474

Jahrreis J (1927) Über Migränedämmerzustände. Zbl Neurol Psychiatr 48: 63–74

Janis IL (1950) Psychological effects of electric convulsive treatments. I. Post-treatment amnesias. J Nerv Ment Dis 111: 359–382

Janke W (1974) Retrograde Amnesien. In: Fontanari D, Kugler J, Lechner H (Hrsg) Das Gedächtnis – Gedächtnisstörungen. Banaschewski, München-Gräfelfing, S 23–29

Janzen R (1969) Epileptische Anfälle – Migräne als Beispiele für polygenetische Terminalreaktionen des Nervensystems. Materia Medica Nordmark 21: 1–8

Janzen R, Tänzer A, Zschocke ST, Dieckmann H (1972) Postangiographische Spätreaktionen der Hirngefäße bei Migräne-Kranken. Beitrag zum Pathomechanismus des Migräne-Anfalles. Z Neurol 201: 24–42

Jequier M, Dufresne JJ, Assal G (1969) Ictus amnésiques. Rev Med Suisse Romande 89: 697–704

Jesus PV de, Masland WS (1970) The role of nasopharyngeal electrodes in clinical electroencephalography. Neurology (Minneap) 20: 869–878

John RF (1967) Mechanisms of memory. Academic Press, New York

Jong RN de (1973) The hippocampus and its role in memory. Clinical manifestations and theoretical considerations. J Neurol Sci 19: 73–83

Jong RN de, Itabashi HH, Olson JR (1969) Memory loss due to hippocampal lesions. Arch Neurol 20: 339–348

Joynt RJ, Satran R, Charlton M (1973) Transient global amnesia and psychomotor epilepsy. Epilepsia 14: 99

Jung R (1949) Hirnelektrische Untersuchungen über den Elektrokrampf. Arch Psychiatr Nervenkr 183: 200

Jus A, Jus K (1962) Retrograde amnesia in petit mal. Arch Gen Psychiatry 6: 163–167

Kaeser HE (1975) Migräne: Klinik und Abgrenzung. Schweiz Rundschau Med (Praxis) 64/8: 215–217

Kaeser HE, Scollo-Lavizarri G (1970) Akute zerebrale Störungen nach hohen Dosen eines Oxychinolinderivates. Dtsch Med Wochenschr 95: 394–397

Kaeser HE, Wüthrich R (1970) Zur Frage der Neurotoxizität der Oxychinoline. Dtsch Med Wochenschr 95: 1685–1688

Kanowski S (1971) Hypersexualität im Rahmen partieller Klüver-Bucy-Syndrome. J Neuro-Visceral Relations [Suppl] 10: 504–516

Kanzer M (1940) Amnesia: A statistical study. Am J Psychiatry 96: 711—716

Karbowski K (1980) Status psychomotoricus und seine Differentialdiagnose. Huber, Bern Stuttgart Wien

Keatinge WR, Prys-Roberts C, Cooper KE, Honour AJ, Haigh TJ (1969) Sudden failure of swimming in cold water. Br Med J 1: 480

Kennedy A, Neville J (1967) Sudden loss of memory. Br Med J 2: 428—433

Kennedy RM, Ratnam D, Freeman JW, Ziegler DK (1979) Transient global amnesia. JAMA 241: 2703

Kesner RP, Dixon DA, Pickett D, Berman RF (1975) Experimental animal model of transient global amnesia: role of the hippocampus. Neuropsychologia 13: 465—480

Kjaersgaard K (1971) Amnesia after clioquinol. Lancet 2: 1086

Klein B, Kral A (1934) Zur Frage der Pathogenese und Psychopathologie des amnestischen Symptomenkomplexes nach Schädeltraumen. Z Ges Neurol Psychiat 149: 134—175

Kleist K (1926) Episodische Dämmerzustände. Ein Beitrag zur Kenntnis der konstitutionellen Geistesstörungen. Thieme, Leipzig

Klüver H (1957) Brain mechanism and behavior with special reference to the rhinencephalon. Lancet 72/12: 567—577

Klüver H, Bucy PC (1937) "Psychic blindness" and other symptoms following bilateral temporal lobectomie in rhesus monkeys. Am J Physiol 119: 352—353

Körner G (1935) Zur Psychopathologie des amnestischen Syndroms (Die Konfabulationen der Korsakow-Kranken). Monatsschr Psychiatr 90: 177—216

Kooi KA, Güvener AM, Tupper CJ, Bagchi BK (1964) Electroencephalographic patterns of the temporal region in normal adults. Neurology (Minneap) 14: 1029—1035

Kraepelin E (1886/87) Über Erinnerungsfälschungen. Arch Psychiatr Nervenkr 17: 830—843, 18: 199—239

Krafft-Ebing R v (1868) Transitorisches Irresein. Erlangen

Krafft-Ebing R v (1902) Über Migränepsychosen. Schmidt'sches Jahrb Ges Med 275: 252—253

Kramer W (1969) Basiläre Ischämieattacken und basilärer Schlaganfall. Med Klin 64: 2073—2078

Krauss S (1930) Untersuchungen über Aufbau und Störung der menschlichen Handlung. I. Die Korsakowsche Störung. Arch Ges Psychol 77: 649—692

Krayenbühl HA, Yasargil MG (1965) Die cerebrale Angiographie. Thieme, Stuttgart

Kubik C, Adams RD (1946) Occlusion of the basilar artery — a clinical and pathological study. Brain 69: 73—121

Kubo H, Yoshida T (1975) Transient global amnesia — A case study. Clin Neurol (Tokyo) 15 (5): 311—315

Kugler J (1972) Cerebrale ischämische Krisen — von der aktivierten Krise zur spontanen Synkope. EEG-EMG 3: 109—120

Kugler J (1974) Amnesien bei cerebrovasculärer Insuffizienz. Ärztl Prax 26: 2193—2199

Kugler J, Doenicke A, Laub M (1975) Metabolisch-toxisch verursachte amnestische Episoden. Münch Med Wochenschr 117: 1585—1592

Landolt H (1956) Über die Symptomatologie der epileptischen Absence mit spike- and wave-Komplexen im EEG. Schweiz Arch Neurol Neurochir Psychiatr 78: 377—380

Landolt H (1963) Die Dämmer- und Verstimmungszustände bei Epilepsie und ihre Elektroencephalographie. Dtsch Z Nervenheilk 185: 411—430

Laplane D, Truelle JL (1974) Le mécanisme de l'ictus amnésique. A propos de quelques formes. Nouv Presse Med 3: 721—725

Leao AAP (1944) Spreading depression of activity in the cerebral cortex. J Neurophysiol 7: 359—390

Leavitt FH (1935) The etiology of temporary amnesia. Am J Psychiatry 91: 1079—1088

Lennox WG (1943) Amnesia, real and feigned. Am J Psychiatry 99: 732–743
Lingjaerde O (1971) A case of global amnesia of unusual length. Nord Psykiatr Tidsskr 25: 432–440
Lippmann C (1952) Certain hallucinations pecular to migraine. J Nerv Ment Dis 116: 346–351
Lisak RP, Zimmermann RA (1977) Transient global amnesia due to a dominant hemisphere tumor. Arch Neurol 34: 317–318
Lishman WA (1971) Amnesic syndromes and their neuropathology. In: Kay DWK, Walk A (eds) Recent developments in psychogeriatrics. Headley Brothers, Ashford Kent, pp 25–38
Liveing E (1873) On megrim, sick headache and some allied disorders: a contribution to the pathology of nerve stormes. Churchill, London
Loeb C (1971) Clinical syndromes due to ischemia in the distribution of the vertebrobasilar arterial system. In: Zülch KJ (ed) Cerebral circulation and stroke. Springer, Berlin Heidelberg New York, pp 57–66
Logre B, Deshaies G (1940) A propos de quelques "ictus psychiques". Sem Hop Paris 16/7: 144–146
Longridge NS, Hachinski V, Barber HO (1979) Brain stem dysfunction in transient global amnesia. Stroke 10/4: 473–474
Lou HOC (1968) Repeated episodes of transient global amnesia. Acta Neurol Scand 44: 612–618
Lynch S, Yarnell PR (1973) Retrograde amnesia: Delayed forgetting after concussion. Am J Psychol 86: 643–645
Mabille H, Pitres A (1913) Sur un cas d'amnésie de fixation postapoplectique ayant persisté pendant 23 ans. Revue Med 33: 257–279
Macek Z (1978) Syndrome of transient global amnesia. Act Nerv Super (Praha) 20: 158–159
MacKay RP (1953) Memory as a biological function. Am J Psychiatry 109/10: 721–728
MacLean PD (1949) Psychosomatic disease and the "visceral brain". Recent developments bearing on the Papez theory of emotion. Psychosom Med 11: 338–353
MacLean PD (1955) Limbic system ("visceral brain") in relation to central gray and reticulum of brainstem; evidence of interdependence in emotional processes. Psychosom Med 17: 355–366
MacLean PD (1962) New findings revelant to the evolution of psychosexual functions of the brain. J Nerv Ment Dis 135: 289–301
Mallison R (1947) Zur Klinik der Pickschen Atrophie. Nervenarzt 18: 247–256
Manelis J, Manelis G (1973) Transient global amnesia. Harefuah 84: 448–450
Man-Son-Hing CT (1968) An uncommon type of transient loss of memory. A report of three cases. Can Med Assoc J 98: 594–599
Mark R (1974) Memory and nerve cell connections. Criticisms and contributions from developmental neurophysiology. Clarendon, Oxford
Marshall J (1964) The natural history of transient ischemic cerebrovascular attacks. Q J Med 33: 309–324
Martin EA (1970) Transient global amnesia. A report of eleven cases, including five of amnesia at the seaside. Ir J Med Sci 3: 331–335
Martin F (1970) Sindrome amnesico transitorio. Rev Clin Esp 119: 242–246
Marx H (1933) Über die Ätiologie unklarer Dämmerzustände. Nervenarzt 6: 193–197
Mathew NT, Meyer JS (1974) Pathogenesis and natural history of transient global amnesia. Stroke 5: 303–311
Mayeux R (1979) Sexual intercourse and transient global amnesia. N Engl J Med 300: 864
Mazzia V, Randt CT (1966) Amnesia and eye movements in first stage anesthesia. Arch Neurol 14: 522–525
Mazzucchi A, Moretti G, Caffarra P, Parma M (1980) Neuropsychological functions in the follow-up of transient global amnesia. Brain 103: 161–178

Mehraein P, Rothemund E (1976) Neuromorphologische Grundlagen des amnestischen Syndroms. Arch Psychiatr Nervenkr 222: 153—176

Meyer HH (1948) Der Dämmerzustand (Zur Frage der Differentialdiagnose und Eingruppierung). Klin Wochenschr 26/5—6: 83—86

Meyer-Mickeleit RW (1953) Die Dämmerattacken als charakteristischer Anfallstyp der temporalen Epilepsie (psychomotorische Anfälle, Äquivalente, Automatismen). Nervenarzt 24: 331—346

Meyers R (1961) Evidence of a locus of the neural mechanisms for libido and penile potency in the septo-fornico-hypothalamic region of the human brain. Trans Am Neurol Assoc 86: 81—85

Mifka P (1966) Technische Modellvorstellung höchster cerebraler Leistungen. Wien Z Nervenheilk 23: 301—315

Milner B (1958) Psychological defects produced by temporal lobe excision. Res Publ Assoc Res Nerv Ment Dis 36: 244—257

Milner B (1966) Amnesia following operations on the temporal lobes. In: Whitty CWM, Zangwill OL (eds) Amnesia. Butterworths, London, pp 109—133

Milner PM (1958) Note on a possible correspondence between the scotomas of migraine and spreading depression of Leao. Electroencephalogr Clin Neurophysiol 10: 705

Mitchell W, Falconer MA, Hill D (1954) Epilepsy with fetichism relieved by temporal lobectomy. Lancet 2: 626—630

Moersch FP (1924) Psychic manifestations in migraine. Am J Psychiatry 3: 697—716

Mörchen F (1901) Über Dämmerzustände. Ein Beitrag zur Kenntnis der pathologischen Bewußtseinsveränderungen. Elwert, Marburg

Morsier G de (1931) Les amnésies transitoires. Conception neurologique des états dits: somnambulisme naturel, état second, automatisme comitial ambulatoire, etc. Encephale 26: 18—41

Muller J, Shaw L (1965) Arterial vascularisation of the human hippocampus. Arch Neurol 13: 45—47

Müller D (1975) Beitrag zur Kenntnis der amnestischen Episoden. Psychiatr Neurol Med Psychol (Leipz) 27: 463—469

Müller D, Kunze HG, Schmack R (1976) Differentialdiagnostische Fragestellung: traumatischer Dämmerzustand oder amnestische Episode? Schweiz Arch Neurol Neurochir Psychiatr 119: 157—165

Müller H (1979) Die amnestische Episode. Med Klin 74: 559—562

Müller-Suur H (1949) Beitrag zur Frage des Korsakow-Syndroms und zur Analyse der amnestisch-strukturellen Demenz. Arch Psychiatr Nervenkr 181: 683—711

Mumenthaler M, Mumenthaler M, Meier C (1980) Amnestische Episoden. Analyse von 70 eigenen Beobachtungen, wovon 63 mit Katamnese. In: Karbowski K (Hrsg) Status psychomotoricus und seine Differentialdiagnose. Huber, Bern Stuttgart Wien, S. 117—137

Mumenthaler M, Kaeser HE, Meyer A, Hess T (1979) Transient global amnesia after clioquinol: Five personal observations from outside Japan. J Neurol Neurosurg Psychiatr 42: 1084—1090

Mumenthaler M, Huber P, Grandjean P (1970) Cerebro-vasculäre Insulte bei jungen Frauen. Z Neurol 198: 46—64

Mumenthaler M, Roll L v (1969) Amnestische Episoden. Analyse von 16 eigenen Beobachtungen. Schweiz Med Wochenschr 99: 133—139

Muramoto O, Kuru Y, Sugishita M, Toyokura Y (1979) Pure memory loss with hippocampal lesions — a pneumencephalographic study. Arch Neurol 36: 54—56

Murray WJ, Bechtholdt AA, Berman L (1968) Efficacy of oral psychosedative drugs for preanesthetic medication. JAMA 203: 327—332

Nausieda PA, Sherman IC (1979) Long-term prognosis in transient global amnesia. JAMA 241: 392—393

Nielsen JM (1958) Memory and amnesia. San Lucas, Los Angeles

Norris JW, Hachinski VC, Looper PW (1975) Changes in cerebral blood flow during a migraine attack. Br Med J 3: 676–684

Obrist WD (1954) The electroencephalogram of normal aged adults. Electroencephalogr Clin Neurophysiol 6: 235–244

Obrist WD, Busse E (1965) The electroencephalogram in old age. In: Wilson W (ed) Applications of electroencephalography in psychiatry. Duke University Press, Durham, pp 185–205

Orthner H (1968) Anatomie und Physiologie der Steuerungsorgane der Sexualität. In: Giese H (Hrsg) Die Sexualität des Menschen. Enke, Stuttgart (Handbuch der medizinischen Sexualforschung, 2. Aufl, S 446–545)

Orthner H (1971) Zentrale Ursachen von Sexualstörungen. In: Giese H (Hrsg) Die Sexualität des Menschen. Enke, Stuttgart (Handbuch der medizinischen Sexualforschung, 2. Aufl, S 609–785)

Ota T, Takamatsu S, Yamada M (1978) Transient global amnesia. Report of two cases with special reference to associative symptoms. Bull Yamaguchi Med Sch 25/1–2: 101–106

Packart RC (1976) Transient global amnesia: case report. Milit Med 141: 182

Papez JW (1937) A proposed mechanism of emotion. Arch Neurol 38: 725–743

Passeri S, Ridolo P, Bagnasco K, Mancia D (1968) Un particolare tipo di disturbo accessuale della coscienza: la cosiddetta "amnesia gobale transitoria" o "ictus amnesico". Riv Patol Nerv Ment 89: 427–441

Patten BM (1971) Transient global amnesia syndrome. JAMA 217: 690–691

Pazzaglia P, Rebucci GG (1969) L'amnesia globale transitoria. Riv Sper Freniat 93: 478–494

Pearce JMS, Forster JB (1965) An investigation of complicated migraine. Neurology (Minneap) 15: 333–341

Penfield W, Milner B (1958) Memory deficits produced by bilateral lesions in the hippocampal zone. Arch Neurol Psychiatry 79: 475–497

Peters UH (1969) Ein informationspsychiatrisches Psychostrukturmodell des Gedächtnisses. Methods of information. Methods Inf Med 8: 78–84

Peters UH (1971) Sexualstörungen bei psychomotorischer Epilepsie. J Neuro-Visceral Relations [Suppl] 10: 491–497

Petit-Dutaillis D, Perluiset B, Dreyfus-Brisac C, Blanc D (1954) Lobectomie temporale bilaterale pour epilepsie. Evolution des perturbations functionelles postoperatoires. Rev Neurol (Paris) 129–133

Pette H (1942/43) Der sogenannte vegetative Anfall (Hirnstammkrisen). Dtsch Z Nervenheilk 154: 272–291

Pick A (1915) Beitrag zur Pathologie des Denkverlaufs beim Korsakow. Z Neurol (Berlin) 28: 344–383

Pilleri G (1966) Klüver-Bucy-syndrome in man. A clinical anatomical contribution to the function of the medial temporal lobe structures. Psychiatr Neurol Med Psychol (Leipz) 152: 65–103

Placzek (zit. bei Ranzow 1920)

Planz S, Maxion H (1978) Ergebnisse einer Untersuchung mit drei Persönlichkeitsinventaren bei 80 Migränepatienten. Nervenarzt 49: 357–360

Ploog D (1964) Verhaltensforschung und Psychiatrie. In: Gruhle HW, Jung R, Mayergross W, Müller M (Hrsg) Psychiatrie der Gegenwart, Bd I/1B. Springer, Berlin Göttingen Heidelberg, S 394 ff

Poeck K (1964) Die klinische Bedeutung des limbischen Systems. Nervenarzt 35: 152–161

Poeck K (1965) Das limbische System – Die Bedeutung des sogenannten Rhinencephalon beim Menschen. Dtsch Med Wochenschr 90: 131–135

Ponsford JL, Donnan GA (1980) Transient global amnesia – a hippocampal phenomenon? J Neurol Neurosurg Psychiatr 43: 285–287

Poser CM, Ziegler DK (1960) Temporary amnesia as a manifestation of cerebrovascular insufficiency. Trans Am Neurol Assoc 85: 221–223

Püschner T, Fankhauser R (1969) Neuropathologische Befunde bei experimenteller Vioform-Vergiftung der weißen Maus. Schweiz Arch Tierheilk 111: 371–379

Quigley TB (1957) The care and feeding of injured athletes and coaches. Harv Publ Hlth Alumni Bull 31: 19

Ranzow E (1920) Über Migränedämmerzustände und periodische Dämmerzustände unklarer Herkunft. Monatsschr Psychiatr Neurol 47: 98–118

Raymond PK, Dixon DA, Pickett D, Berman RF (1975) Experimental animal model of transient global amnesia: role of the hippocampus. Neuropsychologia 13: 465–480

Redlich FC, Dorsey JF (1945) Denial of blindness by patients with cerebral disease. Arch Neurol 53: 407–417

Reeth PC van, Dierkens J, Luminet D (1958) L'hypersexualité dans l'épilepsie et les tumeurs du lobe temporal. Acta Neurol Psych Belg 58: 194–218

Reichenmiller HE (1974) Amnestische Episoden. Therapiewoche 36: 3901–3909

Rey A (1966) Les troubles de la mémoire et leur examen psychométrique. Dessart, Bruxelles

Richardt HH (1978) "Small-Sharp-Spikes" – Ein abnormes EEG-Muster – Eine Untersuchung über die Bedingungen ihres Auftretens und ihre Bedeutung für die Epilepsie – Diagnostik. Dissertation, Universität Marburg

Robinson BW, Long WD (1972) Transient global amnesia and carotid lesions. Neurology (Minneap) 22: 405

Roll L v (1970) Amnestische Episoden. Darstellung von 20 eigenen Beobachtungen. Med Dissertation, Universität Bern

Rollinson RD (1978) Transient global amnesia. A review of 213 cases from literature. Aust N Z J Med 8: 547–549

Romano J, Coan GP (1942) Physiologic and psychologic studies in spontaneous hypoglykemia. Psychosom Med 4: 283–300

Rompel H, Bauermeister PW (1970) Aetiologie of migraine and prevention with carbamazepine (Tegretol): results of a double-blind, cross-over study. S A Med J: 75–80

Rose FC, Symonds CP (1960) Persistent memory defect following encephalitis. Brain 83: 195–212

Rosenberg GA (1979) Transient global amnesia with a dissecting aortic aneurysm. Arch Neurol 36: 255

Rossini R (1958) Sopra un singulare caso di turbe della memoria. (Incapacita di fissazione senza fabulazione). Riv Sper Freniat 82: 539

Rossini R, Proli A, Costa C (1970) Der amnestische Iktus und seine Beziehung zu den akuten Verwirrtheitszuständen. In: Lechner H, Kugler J, Fontanari D (Hrsg) Akute Psychosen. 3. Venezianisches Symposium vom 25.–27.5.1969. Moser, Graz, S 37–42

Roth B (1962) Narkolepsie und Hypersomnie. VEB Verlag Volk und Gesundheit, Berlin

Rouzaud M, Degiovanni E, Rossazza C, Lemaire JF (1973) Le syndrome de Dide et Botcazo (à propos d'une observation de troubles mnésiques par ramollissement bilatéral dans le territoire des artères cérébrales postérieures). Rev Otoneuroophthalmol 45: 99–105

Rowan AJ, Protass LM (1974) Transient global amnesia: Clinical and electroencephalographic findings in 8 cases (Abstract). Neurology (Minneap) 24/IV: 350

Rowan AJ, Protass LM (1979) Transient global amnesia: Clinical and electroencephalographic findings in 10 cases. Neurology (Minneap) 29: 869–872

Rumpl E, Rumpl H (1979) Recurrent transient global amnesia in a case with cerebrovascular lesions and livedo reticularis (Sneddon syndrome). J Neurol 221: 127–131

Russell WR (1959) Brain, memory, learning. A neurologist's view. Clarendon, Oxford

Russell WR, Nathan PW (1946) Traumatic amnesia. Brain 69: 280–300

Saurugg D, Schnaberth G (1975) Hirndurchblutung (Isotopenmessung) und Liquor-säurebasenhaushalt bei Migräne. Münch Med Wochenschr 117: 1511–1512

Saus AB, Gaudin ES, Scarabino R, Gomensoro J (1972) Elektro-klinische Korrelatio-nen bei ischämischen Krisen infolge simultaner bilateraler Karotis-Kompression. EEG-EMG 3: 121–126

Scheller H (1963) Über das Wesen der Orientiertheit. Nervenarzt 34: 1–4

Scherzer E (1974) Gedächtnisstörungen bei Kopfverletzungen. In: Fontanari D, Kugler J, Lechner H(Hrsg) Das Gedächtnis – Gedächtnisstörungen. Banaschewski, Mün-chen-Gräfelfing, S 95–103

Schneemann N, Eckstaedt A (1969) Klinische Beobachtungen zum Klüver-Bucy-Syn-drom.Arch Psychiatr Nervenkr 212: 171–179

Schott B (1969) L'ictus amnésique. Rev Prat (Paris) 19: 1205–1216

Schottky J (1940) Über „endokrin-vegetative" Anfälle und ihre Beziehungen zur erbli-chen Fallsucht. Z Ges Neurol Psychiatr 169: 543–563

Schrappe O (1963) Das hypoglykämische Syndrom. Forensisch-psychiatrischer und psychopathologischer Beitrag. Fortschr Neurol Psychiatr 31: 523–548

Schulte W (1949) Die synkopalen Anfälle. Thieme, Stuttgart

Schulte W (1964) Epilepsie und ihre Randgebiete in Klinik und Praxis. Lehmann, München

Schwend J (1972) EEG-Befunde und ihre Interpretation bei einfacher Migräne. Z Neu-rol 201: 272–292

Schwöbel G (1967) Migräne und ihre soziale Bedeutung. Praxis 34: 1154–1164

Scoville WB, Milner B (1954) The limbic lobe in man. J Neurosurg 11: 64–66

Scoville WB, Milner B (1957) Loss of recent memory after bilateral hippocampal lesions. J Neurol Neurosurg Psychiatry 20: 11–21

Selbach H (1953) Die cerebralen Anfallsleiden: genuine Epilepsie, symptomatische Hirnkrämpfe und Narkolepsie. In: Bergmann G v, Frey W, Schwiegk K (Hrsg) Neurologie. Springer, Berlin Göttingen Heidelberg (Handbuch der Inneren Medizin, Bd V/3, S 1082–1227)

Serafetinides EA, Falconer MA (1962) Some observations on memory impairment after temporal lobectomy for epilepsy. J Neurol Neurosurg Psychiatr 25: 251–255

Shuttleworth EC, Morris CE (1966) The transient global amnesia syndrome. A defect in the second stage of memory in man. Arch Neurol 15: 515–520

Shuttleworth EC, Wise GR (1973) Transient global amnesia due to arterial embolism. Arch Neurol 29: 340–342

Skinkoj E, Paulson OB (1969) Regional blood flow in internal carotid distribution during migraine attack. Br Med J 3: 569–570

Smith RA, Smith WA (1966) Loss of recent memory as a sign of focal temporal lobe disorder. J Neurosurg 24: 91–95

Sneddon IB (1965) Cerebro-vascular lesions and livedo reticularis. Br J Dermatol 77: 180–185

Stein MJ (1975) Transient global amnesia. JAOA 74: 716–722

Steinmann B, Garnier B (1976) Alterung und vegetatives (autonomes) Nervensystem. In: Sturm A, Birkmayer W (Hrsg) Klinische Pathologie des vegetativen Nerven-systems. Fischer, Stuttgart, S 994–1007

Steinmetz EF, Vroom FQ (1972) Transient global amnesia. Neurology (Minneap) 22: 1193–1200

Stengel E (1966) Psychogenic loss of memory. In: Whitty CWM, Zangwill OL (eds) Amnesia. Butterworths, London, pp 181–191

Stevens H (1974) The EEG in transient global amnesia. EEG Clin Neurophysiol 36: 221–222

Stevens H, Ammerman BJ (1974) Transient global amnesia. Med Ann Distr Columb (Washington) 43/12: 593–596

Störring GE (1953) Bewußtsein und Besinnung. Thieme, Stuttgart

Straube W (1963) Über „primäre geordnete Dämmerzustände" nach Schädelhirntraumen. Nervenarzt 34: 452–456

Stutte H (1944) Die forensische Bedeutung der Spontanhypoglykämie. Dtsch Med Wochenschr 70: 508

Stutte KH (1976) Cervico-craniale Übergangsanomalien bei der episodischen Amnesie (transient global amnesia). Zbl Ges Neurol Psychiatr 215: 3370

Suarez JM, Pittluck AT (1975) Global amnesia: organic and functional considerations. Bull Am Acad Psychiatry Law 3: 17–24

Symonds C (1966) Disorders of memory. Brain 89: 625–644

Taillandier P, Moene Y (1974) Enregistrement électrographique d'éclipses amnésiques. Rev Electroencephalogr Neurophysiol Clin 4: 279–282

Talland GA (1965) Deranged memory. A psychonomic study of the anmesic syndrome. Academic Press, New York London

Taylor DC (1969) Sexual behavior and temporal lobe epilepsy. Arch Neurol 21: 510–516

Taylor DC (1971) Appetitive inadequacy in the sex behavior of temporal lobe epileptics. J Neuro-Visceral Relations [Suppl] 10: 486–490

Terzian H, Dalle Ore G (1955) Syndrome of Klüver and Bucy. Reproduced in man by bilateral removal of the temporal lobes. Neurology (Minneap) 5: 373–380

Tharp BR (1969) The electroencephalogram in transient global amnesia. EEG Clin Neurophysiol 26: 96–99

Tharp BR (1979) Transient global amnesia: manifestation of medial temporal lobe epilepsy. Correspondence Clin Electroencephalogr 10/2: 54–56

The Adhoc Committee on classification of headache of the National Institute of Neurological diseases and blindness (1962) Classification of headache. Arch Neurol 6: 173–176

Tolosa E, Gumnit RJ (1973) Isolated recent memory loss in transient global amnesia, abstracted. Neurology (Minneap) 23: 399–400

Toole JF, Tucker SH (1960) Influence of head position upon cerebral circulation. Arch Neurol 2: 616–623

Tournilhac M, Gaillard de Collogny L, Gibert J (1966) Eclipse amnésique d'une épileptique temporale: rôle probable d'une insuffisance circulatoire cérébrale. Annales de la Société régionale de Neuro-Psychiatrie de Clermont-Ferrand. Clermont Med (Suppl annuel): 61–68

Tribolet N de, Assal G, Oberson R (1975) Syndrome de Korsakoff et cécité corticale transitoires après angiographie vertébrale. Schweiz Med Wochenschr 105: 1506–1509

Tucker J (1958) The electroencephalogram in brain stem vascular disease. Electroencephalogr Clin Neurophysiol 10: 405–416

Tukel K (1977) Cases of transient global amnesia. Med Bull Istanbul Med Fac 10/1: 184–192

Ule G (1958) Pathologisch-anatomische Befunde bei Korsakow-Psychosen und ihre Bedeutung für die Lokalisationslehre in der Psychiatrie. Ärztl. Wochenschr 13: 6–13

Ulrich M (1912) Beiträge zur Ätiologie und zur klinischen Stellung der Migräne. Monatsschr Psychol Neurol Ergänzungsheft 31: 134–203

Unterharnscheid F, Sellier K (1971) Vom Boxen – Mechanik, Pathomorphologie und Klinik der traumatischen Schäden des ZNS bei Boxern. Fortschr Neurol Psychiatr 39/3: 109–151

Vallat JN, Lepetit JM, Leger J (1968) Eclipse cérébrale amnésique ou ictus amnésique. Bordeaux Medical 3: 463–470

Vester F (1975) Denken, Lernen, Vergessen. Deutsche Verlags-Anstalt, Stuttgart

Victor M (1969) The amnesic syndrome and its anatomical basis. Can Med Assoc J 100: 1115–1125

Victor M, Talland GA, Adams RD (1959) Psychological studies of Korsakoff's psychosis. Part 1 (General intellectual functions). J Nerv Ment Dis 128: 528–537

Victor M, Angevine JB, Mancall EJ, Fisher CM (1961) Memory loss with lesions of hippocampal formation. Arch Neurol 5: 244–263

Vincent FM (1974) Transient global amnesia in a middle-aged woman. Postgrad Med 56/6: 219–220

Vincent FM, Hamati YI (1974) Transient global amnesia. Minn Med 57: 710–712

Vroom FQ (1973) Electroencephalographic findings in transient global amnesia. EEG Clin Neurophysiol 34: 734–735

Walker AE (1957) Recent memory impairment in unilateral temporal lesions. Arch Neurol 78: 543–552

Walker AE (1972) The libidinous temporal lobe. Schweiz Arch Neurol Neurochir Psychiatr 111: 473–484

Weinschenk C (1955) Das unmittelbare Gedächtnis als selbständige Funktion. Hogrefe, Göttingen

Weiskrantz L (1966) Experimental studies of amnesia. In: Whitty CWM, Zangwill OL (eds) Amnesia. Butterworths, London, pp 1–35

Wenzel U (1976) Kleine-Levin-Syndrom. Zusammenstellung der weiblichen Fälle und Katamnesen. Fortschr Neurol Psychiatr 44: 137–150

Whitty CWM (1967) Migraine without headache. Lancet 2: 283–285

Whitty CWM, Lishman WA (1966) Amnesia in cerebral disease. In: Whitty CWM, Zangwill OL (eds) Amnesia. Butterworths, London, pp 36–76

Whitty CWM, Zangwill OL (1966) Traumatic amnesia. In: Whitty CWM, Zangwill OL (eds) Amnesia. Butterworths, London, pp 92–108

Wieck HH (1955) Zur Psychologie und Psychopathologie der Erinnerungen. Thieme, Stuttgart

Wieck HH (1956) Zur Klinik der sogenannten symptomatischen Psychosen. Dtsch Med Wochenschr 81: 1345–1349

Wieck HH (1974) Gedächtnisstörungen bei Angstsyndromen. In: Fontanari D, Kugler J, Lechner H (Hrsg) Das Gedächtnis – Gedächtnisstörungen. Banaschewski, München-Gräfelfing, S 51–56

Wieck HH, Stäcker K (1964) Zur Dynamik des „amnestischen" Durchgangssyndroms. Arch Psychiatr Nervenkr 205: 479–512

Willebois JJM van der Does de (1932) Over migraine, in het bijizonder over hemicrania psychica. Thesis, Utrecht

Williams M, Pennybacker J (1954) Memory disturbances in third ventricle tumors. J Neurol Neurosurg Psychiatry 17: 115–123

Williams M, Smith HV (1954) Mental disturbances in tuberculous meningitis. J Neurol Neurosurg Psychiatry 17: 173–182

Williams M, Zangwill OL (1953) Memory defects after head injury. Abstracted. Arch Neurol 69: 264

Williams RD (1949) Syncope: a review. Ann Intern Med 30: 1143–1155

Wolff HG (1963) Headache and other head pain, 2nd edn. Oxford University Press, New York

Wüthrich R (1975) Migraine accompagnée und Basilaris-Migräne. Schweiz Rdsch Med (Praxis) 64: 218–221

Yamadori A, Kuromaru S, Tamaki N (1977) Dide and Botcazo syndrome – syndrome of bilateral obstruction of posterior cerebral arteries. Folia Psychiatr Neurol Jpn 31/4: 619–623

Yarnell PR, Lynch S (1973) The "ding": amnestic states in football trauma. Neurology (Minneap) 23: 196–197

Zacher T (1892) Über einen Fall von Migraine ophthalmique mit transitorischer epileptoider Geistesstörung. Berliner Klin Wochenschr 29: 694–697

Zangwill OL (1966) The amnesic syndrome. In: Whitty CWM, Zangwill OL (eds) Amnesia. Butterworths, London, pp 77–91

Zangwill OL (1967) The Grünthal-Störring case of amnesic syndrome. Br J Psychiatry
113: 113–128
Zangwill OL (1969) Amnesia. Science 5: 75–79
Zeh W (1961) Die Amnesien. Amnesien als Ordnungsstörungen. Thieme, Stuttgart
Zutt J (1929) Migräne mit Zwangslachen und Zwangsweinen. Zbl Neurol Psychiatr 52:
403

Sachverzeichnis

Monographien aus dem Gesamtgebiete der Psychiatrie
Psychiatry Series

Herausgeber: H. Hippius, W. Janzarick, C. Müller

Die Bezieher des Archiv für Psychiatrie und Nervenkrankheiten, der Zeitschrift für Neurologie/Journal of Neurology und des Zentralblattes für die gesamte Neurologie und Psychiatrie erhalten die Monographien zu einem um 10 Prozent ermäßigten Vorzugspreis

Eine Auswahl

15. Band: O. Benkert
Sexuelle Impotenz
Neuroendokrinologische und pharmakotherapeutische Untersuchungen
1977. 33 Abbildungen, 20 Tabellen. VIII, 139 Seiten
Gebunden DM 58,–   ISBN 3-540-08427-4

16. Band: R. Avenarius
Der Größenwahn
Erscheinungsbilder und Entstehungsweise
1978. VI, 98 Seiten
Gebunden DM 48,–   ISBN 3-540-08547-5

17. Band:
Psychiatrische Epidemiologie
Geschichte, Einführung und ausgewählte Forschungsergebnisse
Herausgeber: H. Häfner
Mit Beiträgen zahlreicher Fachwissenschaftler
1978. 20 Abbildungen, 91 Tabellen. XII, 252 Seiten
Gebunden DM 98,–   ISBN 3-540-08629-3

18. Band:
Transmethylations and the Central Nervous System
Editors: V. M. Andreoli, A. Agnoli, C. Fazio
1978. 45 figures, 44 tables. VI, 185 pages
Cloth DM 58,–   ISBN 3-540-08693-5

19. Band:
Psychiatrische Therapie-Forschung
Ethische und juristische Probleme
Herausgeber: H. Helmchen, B. Müller-Oerlinghausen
Mit Beiträgen zahlreicher Fachwissenschaftler
1978. XII, 180 Seiten
Gebunden DM 53,–   ISBN 3-540-08732-X

20. Band: R. M. Torack
The Pathologic Physiology of Dementia
With Indications for Diagnosis and Treatment
1978. 11 figures, 24 tables. VIII, 155 pages
Cloth DM 64,–   ISBN 3-540-08904-7

21. Band: G. Huber, G. Gross, R. Schüttler
Schizophrenie
Verlaufs- und sozialpsychiatrische Langzeituntersuchungen an den 1945–1959 in Bonn hospitalisierten schizophrenen Kranken
1979. 2 Abbildungen, 112 Tabellen. XIII, 399 Seiten
Gebunden DM 156,–   ISBN 3-540-09014-2

22. Band: G. Guntern
Social Change, Stress, and Mental Health in the Pearl of the Alps
A Systematic Study of a Village Process
1979. 45 figures, 36 tables. XX, 313 pages
Cloth DM 114,–   ISBN 3-540-09631-0

23. Band: H. Jakob
Die Picksche Krankheit
Eine neuropathologisch-anatomisch-klinische Studie
1979. 40 Abbildungen in 68 Einzelabbildungen, 1 Tabelle. VIII, 110 Seiten
Gebunden DM 104,–   ISBN 3-540-09624-8

24. Band: P. Hartwich
Schizophrenie und Aufmerksamkeitsstörungen
Zur Psychopathologie der kognitiven Verarbeitung von Aufmerksamkeitsstörungen
1980. 3 Abbildungen, 10 Tabellen. IX, 124 Seiten
Gebunden DM 64,–   ISBN 3-540-10109-8

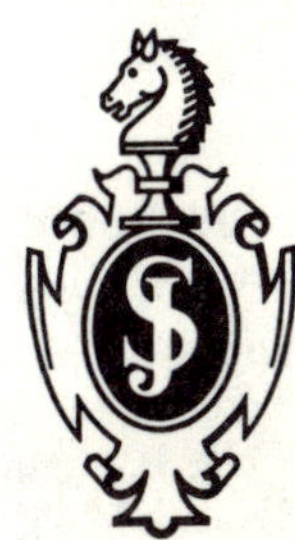

Springer-Verlag
Berlin
Heidelberg
New York